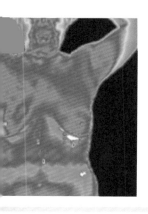

红外热力学 之

中医药临床应用

周晓玲　主　编

U0335427

全国百佳图书出版单位

中国中医药出版社

·北　京·

图书在版编目（CIP）数据

红外热力学之中医药临床应用 / 周晓玲主编 . —
北京：中国中医药出版社，2022.9
ISBN 978-7-5132-7573-6

Ⅰ . ①红⋯　Ⅱ . ①周⋯　Ⅲ . ①红外线—热力学—应用—
中医临床—研究　Ⅳ . ① R24

中国版本图书馆 CIP 数据核字（2022）第 067436 号

中国中医药出版社出版

北京经济技术开发区科创十三街 31 号院二区 8 号楼
邮政编码　100176
传真　010-64405721
河北省武强县画业有限责任公司印刷
各地新华书店经销

开本 710×1000　1/16　印张 12.5　字数 182 千字
2022 年 9 月第 1 版　2022 年 9 月第 1 次印刷
书号　ISBN 978-7-5132-7573-6

定价　62.50 元
网址　www.cptcm.com

服 务 热 线　010-64405510
购 书 热 线　010-89535836
维 权 打 假　010-64405753

微信服务号　zgzyycbs
微商城网址　https://kdt.im/LIdUGr
官 方 微 博　http://e.weibo.com/cptcm
天猫旗舰店网址　https://zgzyycbs.tmall.com

如有印装质量问题请与本社出版部联系（010-64405510）
版权专有　侵权必究

《红外热力学之中医药临床应用》

编 委 会

内容提要

　　本书基于物理热力学及医用红外热成像技术，与中医基础理论、中医体质学说、《伤寒论》六经辨证等相关知识相结合，介绍如何建立中医不同体质人群的红外热力学模型，并应用其指导中医临床应用。本书为作者团队近 10 余年来将红外热成像技术应用于中医临床的经验总结，分四个章节来进行阐述。第一章以物理热力学与医学的相互联系，引出人体病理生理的红外热力学表现；结合人体的红外热成像所反映的温度场，进一步与中医的阴阳相互对应，综合中医基础理论，辅助指导中医的辨证与辨病；并根据作者团队及国内其他团队的经验，总结提炼出红外热成像技术在中医临床应用过程中相关注意事项。第二章介绍的是红外热成像技术辨识中医体质的内容。基于北京中医药大学王琦教授的九种体质学说及李洪娟教授团队的宝贵经验，作者团队从不同的角度来建立九种体质以及血虚质的红外热力学数据模型。第三章是作者团队基于《伤寒论》六经辨证思想及九种体质理论构建六经十一类体质的判定条目及红外热力学数据模型。第四章主要介绍作者团队应用红外热成像技术辨识六经体质指导中医经方应用的临床病案。本书内容理论联系实际，论述严谨，观点新颖，适合中医药理论及临床工作者研究参考。

序　言

　　中医药的传承与创新离不开现代科学技术的融入与结合。作为中医红外热成像技术的开拓者，很高兴能遇到这样一个中医文化底蕴深厚、临床实践丰富、科研实力强劲的知音团队，共同为中医的客观化、规范化发展而不懈努力。自我开展中医红外热成像研究以来，基于中医药基础理论的红外热成像研究已形成完善的理论体系，并已著书出版，但在探索如何让该技术很好地指导中医临床辨证与用药，尤其是六经辨证及经方应用，以及指导中医养生保健等方面尚显不足。周晓玲团队为国家中医药管理局"十五"脾胃病重点专科及"十二五"重点专科培育项目中医预防保健专科，在传承中医药理论的基础上，创新性地结合红外热成像技术开展中医药理论包括阴阳学说、辨证论治、经典理论、经方应用等客观化、可视化研究，通过将近10年的坚持与努力，70000多份中医红外临床数据的汇总，从医20余年的中医临床经验的累积，撰成此书，可谓是一部客观化、规范化的中医经方临床应用指导手册。

　　本书基于中医阴阳学说、体质学说、六经辨证学说等理论，从物理红外热力学的角度阐释中医药理论的客观性与科学性。书中以物理热力学开篇，到现代医学与传统医学结合的生理病理热力学，再到中医体质与六经体质的红外热力学理论及实践，层层递进，逐级深入，从理论到临床，从基础到实践，从现代医学到传统医学，将红外热成像技术恰如其分地运用其中，以客观的量化数据、直观的人体红外热成像图像指导中医辨证及中医经方应用，这对于提高中医临床疗效与指导中医养生保健具有重要意义。

　　周晓玲团队除了深度挖掘中医药经典理论，注重中医临床，还充分吸纳现代中医大家的理论，结合自身的思考与实践，建立九种体质及兼夹体质的红外热态模型，并基于六经辨证提出"六经红外体质"学说，这是传统中医药理论的一大创新与突破，运用量化的数据、可视化的直观图以及典型的临床案例，使得模糊而又科学的中医经典理论变得具体而客观，这对于初学中医者以及初入中医临床的医师来说无疑是一部开山引路之作，对于历经中医临床多年的中医师来说也无疑提供了一部极具指导价值的参考用书。

北京中医药大学　李洪娟

2022 年 1 月

自 序

经云：阴阳者，天地之道也，万物之纲纪，变化之父母，生杀之本始，神明之府也，治病必求于本。一直以来，"治病必求于本"是中医追求的最高境界，中医诊疗疾病强调辨证论治，"辨证"即是通过望、闻、问、切四诊收集患者的症状等信息，并进行归纳整理，判断出病位的深浅、病性的寒热虚实，寻找病因病机，从而得出"证"的属性，找到"治标治本"的依据及原则，实现对体质偏颇的调整，使疾病得到恢复。中医辨证是在长期临床实践中形成的，方法有多种，主要有八纲辨证、六经辨证、脏腑辨证、卫气营血辨证、三焦辨证等，其中八纲辨证是各种辨证的总纲。八纲指阴、阳、寒、热、表、里、虚、实八个疾病证候属性，可反映和概括疾病的性质、病变部位、病势的轻重、机体反应的强弱、正邪双方力量的对比等情况，是中医辨证中最基本的方法，也是各种辨证的总纲，在诊断疾病过程中，能起到执简驭繁、提纲挈领的作用。疾病的表现尽管复杂多变，但基本都可以归纳于八纲之中，而阴阳二纲又是八纲的统领，用来归纳疾病的类别。如《素问·阴阳离合论》所述："阴阳者，数之可十，推之可百，数之可千，推之可万，万之大不可胜数，然其要一也。"可见，所有证候和生理病理现象都可以用阴阳属性进行分类和描述，其中的种种复杂表现及相互关系，无外乎是阴阳中再分阴阳的结果。

我从事中医临床 20 余年，其间有幸跟随诸多名师，2007年在北京佑安医院进修急危重症肝病的救治后，一直在临床一线从事中西医结合诊治重症肝病的医疗、教学和科研工作。一路走来，关于中医诊治疾病，有三点感悟。其一，患者的症状多端，每个人感受均有不同，故呈现的症状多有个性，有的能反映其疾病本质，有的则掩盖了疾病真相，如"至虚有盛候，大实有羸状"，又如阳虚之极表现出来的格阳于外或戴阳证，均为真寒假热之证。其二，医者，经历多端，师从各派，认识不一，看待疾病的着眼点亦有所差别，故不同医家针对不同患者的遣方用药亦有差别，这为中医的传承带来一定困难。其三，病情危重者证候越发复杂多变，如何判断标证背后的本证，对于疾病的治疗及预后至关重要。可见，中医辨证迫切需要客观化的标准，哪怕这个标准仅仅是定性或半定量的，其意义也将是举足轻重的。然可惜与中医的诊断思维相匹配的客观化标准一直鲜有发现。

直到 2010 年，我偶然接触红外热成像技术，顿觉醍醐灌顶。阴阳最初的概念其实就是温度，通过面阳为阳、背阳为阴来描述，进而引申为温热的、向上的、光明的、无形的属于阳，寒凉的、向下的、晦暗的、有形的属于阴。而人体是一个非平衡的热力系统，宏观上可以用温度来测量，正常体温波动在 35 ～ 37℃的范围内，太低或太高都可以导致代谢异常、免疫变化、器官功能损害；反之，机体的病变亦可表现为局部或全身体温的异常。所以我带领团队开始用红外热成像技术检测不同病理状态下机体各部分温度的变化与偏离，从而构建了部分疾病及九种体质的红外热态模型，并结合六经辨证提出"六经体质"学说。12 年来，我们建立了 10 万多人份的红外热图数据库，经过机器反复学习，形成了不同体质的红外热像模型。相关项目获得了广西壮族自治区科技厅、广西省自治区卫生健康委员会柳州市科技局的支持。

书中的体质建模部分工作得益于广西科技大学计算机与通信工程学院团队的参与；红外热成像技术理论得到北京中医药大学李洪娟教授的指导，相关物理基础理论得到我的闺蜜闭伶老师的斧正，在此一并感谢。希望通过此书，为中医同行在临床辨证中将千变万化的患病个体，按照阴与阳这种朴素的两点论来加以分析，使病变中的主要矛盾和次要矛盾充分揭露出来，从而指导系统治疗。惜才疏学浅，此书仍有很多理论根源未能得以系统挖掘，也恐有措辞不当之处，恳请有缘阅读的诸君批评指正，不胜感激。

周晓玲

2022 年 1 月

目　录

第一章
热力学理论在医学领域中的应用与发展

第一节　热力学与生命科学

　　热力学现象无处不在，与地球上的生命息息相关。那么什么是热力学呢？热力学是从宏观角度研究物质的热运动性质及其规律的一门学科。它主要是从能量转化的观点来研究物质的热性质，揭示了能量从一个物体转移到另一个物体，或者从一种形式转化为另一种形式时遵从的宏观规律。

　　生活中最常见的把水加热的过程，就体现了热力学这一有趣现象。热力学并不追究由大量微观粒子组成的物质或系统微观状态即每一个水分子的结构及运动方向、轨迹，而只关心系统在整体上表现出来的热现象及其变化发展所必须遵循的基本规律。比如水的温度，以及与温度变化相关的压强、体积变化等。温度、体积、压强都是能直接感受和可观测的宏观状态量，这些量可以用来描述和确定系统所处的状态。通过对实践中热现象的大量观测和实验发现，这些宏观状态量之间是互相影响和互相制约的。

　　地球是一颗神奇的星球，地球上的生命极具复杂性和多样性，生命进化的过程与太阳的热辐射密切相关。2013 年，生物物理学家杰里米·英格兰（Jeremy England）通过观察实验提出了一个新理论，认为"生命的诞生并非是什么巧合，而是物理热力学演变的结果"，即生命的起源归结为热力学的必然结果。他的理论和方程表明，在特定条件下，原子团会自我重构，以便消耗更多的能量，更好地适应生存环境。杰里米将这种重组效应称作"耗散驱动型适应性"，认为热对系统的做功与系统的热耗散可能推动包括生命体在内的复杂结构的进化。以地球上的高等生物——人类为例，人通过不断从外界摄取物质和吸收营养来补充不断耗散的能量，以维持自身的生存，所以有的科学家认为人体是一个非平衡的耗散驱动型热力学系统，这一系统可在一定时间及一定空间上维持相对的平衡（健康），但这种平衡是以不断补充物质和营养作为前提，而这些物质和营养在进入人体前及在人体内消化吸收的过程无不与能量转化密切相关。

可见，热力学、能量转化与人体这一非平衡耗散结构的相对稳态密切相关，甚至可以说决定了人体的生、老、病、死。中医学在2000多年前研究人体的生理病理状态时，便认识到这一重要的现象：能量是人体生存最基本的条件，能量可以在人体内进行不同形式的转化。故中医经典著作《素问·生气通天论》云："阳气者，若天与日，失其所，则折寿而不彰。"这里的"阳气"可以看作是来自宇宙、太阳的能量，对地球上的生物产生影响。因当时技术有限，对人体能量只能观察而不能测量，中医便用"阴阳"这一对立统一的哲学概念来进行描述，正如《素问·阴阳应象大论》曰："阴阳者，天地之道也，万物之纲纪，变化之父母，生杀之本始，神明之府也，治病必求于本。"这段话的意思可理解为：阴阳可描述为热量的对立统一关系，是天地万物变化的源头，人体作为自然界的一分子，亦受到阴阳的影响，故治疗人体疾病时必须先查明阴阳的病理状态，力求恢复阴阳的生理平衡，才是治愈疾病的根本。

在中国学者提出"阴阳学说"后的近两千年，近代科学家于二十世纪初创立并不断丰富和发展了热力学。热力学以实验观测得到的基本定律为基础，并用数学方法、逻辑推理进行演绎，得出有关物质和系统各种宏观状态量之间的关系，并据此推断该系统宏观物理过程变化的方向等，故热力学属于唯象理论，由它引出的结论具有高度可靠性和普遍性。杨振宁把物理学分为实验、唯象理论和理论架构三个路径，其中唯象理论对物理现象有描述与预言功能[1]，是对实验现象的概括、提炼和总结，但是无法用已有的科学理论体系做出解释，用钱学森的话来说就是"知其然而不知其所以然"。中医学也属于唯象理论。中医学用八纲辨证，即阴、阳、寒、热、表、里、虚、实八种"象"来描述、分析和概括疾病的性质、病位、发展方向，并据其确定治疗原则和治疗方法，其中阴、阳、寒、热与热力学有直接联系，而表、里、虚、实与热力学也有着密切的间接联系。

　　热力学中，热传递的方式有3种：辐射、传导、对流。热辐射是指物体由于具有温度而辐射电磁波的现象，辐射电磁波不需要任何介质，而传导和对流都需要有一定介质。热力学第三定律提出了绝对零度的概念，认为任何高于绝对零度（-273.15℃）的物质均能辐射红外线，而红外线是波长介于微波和可见光之间的电磁波，波长在750nm至1mm之间。红外线具有热效应，现代物理学称为热射线，太阳的热量也主要是通过红外线传递到地球（图1-1-1）。人体同样也能辐射红外线（图1-1-2），通过检测人体辐射的红外线可以了解健康及疾病状态下人体辐射红外线的变化情况，从而协助诊断及指导治疗。这就是红外热力学在医学领域的应用。

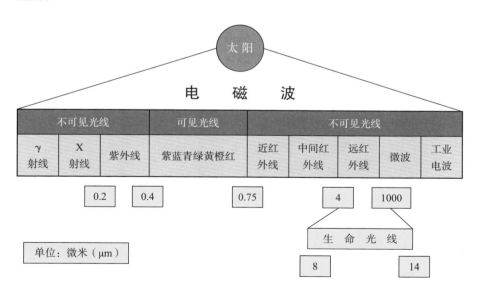

图 1-1-1　太阳的热辐射线

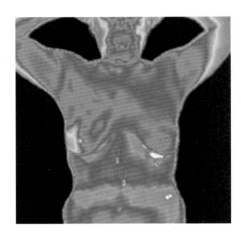

图 1-1-2　人体的红外辐射线

1. 由热力学第一定律谈起

（1）基本内容：热力学第一定律（the first law of thermodynamics）指不同形式的能量在传递与转换过程中守恒。热量可以从一个物体传递到另一个物体，也可以从一种形式转换为另一种形式，但在传递和转换过程中，能量的总值保持不变。上述过程可以表达为：

$$^{\Delta}U=Q+W$$

其中 $^{\Delta}U$ 表示内能的增量，W 表示系统对外界做的功，Q 表示对系统传递的热量。该定律于 1936 年由俄国学者赫斯（G. H. Germain Henri Hess，也译作盖斯）提出；同期，一位名叫迈尔（Julius Robert Meyer）的德国医生及物理学家在一次去往印度尼西亚的航行中，在给生病的船员放血时，发现他们的静脉血不像生活在温带国家的人那样颜色暗淡，而是像动脉血那样鲜红。迈尔医生在和当地医生交流过程中也发现这一现象不是个性而是共性，故引起了他的思考。迈尔认为，食物中含有化学能，它像机械能一样可以转化为热能储存在体内。在热带高温情况下，机体只需要吸收食物中较少的热量，所以机体中食物的"燃烧"过程减弱了，因此静脉血中留下了较多的氧。由此，迈尔认识到生物体内能量的输入和输出是平衡的，于是，他在 1842 年发表题为《热的力学的几点说明》的论文，提出了热能和机械能的相当性和可转换性。接下来，迈尔在1845年发表了第二篇论文《有机运动及其与新陈代谢的联系》，该文更系统地阐明能量的转化与守恒的思想。他明确指出："无不能生有，有不能变无。""在死的和活的自然界中，这个力（即能量）永远处于循环转化的过程之中。"他主张热是一种以能量形式存在的力，可以由化学能转变而来，也可以转化为机械效应。迈尔是第一个在科学史研究中将热力学观点用于研究有机世界现象的科学家。他考察了有机物生命活动过程中的物理化学转变，证明生命过程无所谓"生命力"，而是一种化学过程：生命是由于吸收了氧和食物的能量，从而转化为热能来维系生命的活动。

（2）热力学第一定律与医学：西医学与中医学都以人体为研究对象，人体作为疾病的载体是两种医学的共同观察对象，只是两种医学体系的观察角度不一样。

如果要在热力学的层面上对西医学与中医学研究内容做一个简单区别，则发现西医学研究不同体温下机体生理功能和病理变化，这种生理病理变化表现为机体体液成分的变化（通过化学产热或是热变化导致化学变化）、结构的改变（热变化下的组织重构）。所以西医学的病因学是寻找引起热变化的原因，诊断学是寻找热变化后的病理生理证据，治疗学是尽力纠正这种热变化引起的不良结果，但对热变化本身与各种结果的关系研究甚少或者未开展研究。

中医学则是把热变化放在认识疾病的开始，以八纲辨证为例，阴、阳、寒、热、表、里、虚、实八纲中的阴、阳、寒、热就蕴含热力学的概念。无论是生理还是病理，中医学先把诸多生理现象及临床症状进行阴阳分类，温度高的为阳，温度低的为阴；有推动作用的为阳，有濡养作用的为阴；积极向上的为阳，消极低落的为阴；功能的为阳，物质的为阴等。因为阴阳有对立统一的哲学性质，所以可对很多生理病理现象进行归类。以疾病为例，患者偏年轻，体质好，免疫功能强，能够与进入机体的病原微生物进行积极斗争，往往表现为症状出现早、症状较显著、病程短、易恢复，多属于《伤寒论》三阳病范畴；患者偏年老，体质差，免疫功能较弱，与进入机体的病原微生物进行斗争时处于弱势状态，往往表现为症状出现晚、症状不典型、病程长、难以恢复甚至并发症多，故多属于《伤寒论》三阴病范畴。以情绪为例，积极的、正面的情绪属阳，消极的、负面的情绪属阴，长期的、消极的、负面的情绪影响人体，便容易出现对机体"阳"的消耗，进而出现记忆力减退（清阳不升）、消化功能减退（脾阳不运）、免疫功能下降（肺气不足）等病理状态。而阴阳这两大分类下还可以再不断细分，如阴中再分阴阳，分别列为阴中之阳、阴中之阴，同理，阳也可以再分阴阳。以气血为例，气质轻、流动性强属阳，血质重、善滋润属阴，但中医学发现血液同时也是气的载体，所以血在滋养的同时也具有气的温煦功能，我们常看到失血性休克的患者手足冰凉、皮肤湿冷，就是血的濡养（阴）及血中之气的温煦（阳）功能皆不足的表现。

人体内阴阳互相影响、互相制约、互相转化，最后在系统上以一个宏观的状态表现出来。过去我们主要通过"望、闻、问、切"等中医四诊方法去收集资料进行诊断，在一定程度上带有患者和医者的主观性，受患者对症状的感受性、文化程度、医者的经验、医者学术传承等影响。而现在我们可以通过红外热成像这样的技术去诊断，从而可以把中医四诊与现代技术结合在一起，提高了中医诊疗疾病的客观性。

阴阳在人体有一个生理变化范围，中医学称为"阴平阳秘"，超越了正常变化范围的阴阳关系，例如阳虚、阴虚、阳盛、阴盛等，在人体内会引起相应的症状乃至疾病，中医通过四诊收集这些症状及疾病"信息"，分别归属于不同类别，做出诊断，并通过生活习惯、情绪、饮食调整及药、针、推拿按摩等治疗手段恢复机体阴阳平衡，从而达到治疗目的。正如迈尔医生所观察到的，热是一种以能量形式存在的力，人体摄入的食物、水和阳气，最后都直接或间接地通过细胞，以化学能产热的方式转变为机体生存的能量。

2. 由热力学第二定律谈起

（1）基本内容：在热力学中，熵是系统的热力学重要参数之一，它代表了系统中不可利用的能量，常被用来衡量系统产生自发过程的能力。举例来说，一个系统的熵，是构成这个系统的大量分子在自发过程中消耗的能量，系统中分子平动、振动、转动、电子运动及核自旋运动均贡献了熵，这些熵不能被系统所利用，只会让系统趋向于越来越无序。需要注意的是，熵是一个宏观量，谈论个别微观粒子的熵是没有意义的，熵是所有微观粒子集体表现出来的宏观性质，反映事物发展的趋势。熵增加，系统的总能量不变，因此其中可用部分减少，因而系统状态越来越混乱，最后造成整个系统崩溃。孤立系统的熵不会减少，只会越来越多，这一现象被称为熵增。科学家博兹（Bortz）和罗斯（Roth）分别在 1986 年和 1993 年提出熵增的概念，他们指出，熵增过程是一个自发的由有序向无序发展的过程，这也是热力学第二定律（the second law of thermodynamics）的表现之一。

（2）熵增理论与医学：早在 1944 年，奥地利物理学家埃尔温·薛定谔（Erwin Schrödinger）在其著作《*WHAT IS LIFE*》[2] 中就指出了熵增过程也必然体现在生命体系之中。从热力学的观点来看，生命体系的进化就是一个抵抗熵增的过程，为了更好地从自然界获取能量，生物体自发地通过自身系统结构的改变来消耗能量，以便在熵增的过程中更好地存活下去。人体是一个巨大的化学反应库，人体的新陈代谢过程建立在生物化学反应的基础上，生命的进程伴随着不断的熵增，生命的意义就在于具有抵抗熵增的能力。在人体的生命化学活动中，自发和非自发过程同时存在，相互依存，因为熵增的必然性，生命体不断地由有序走向无序，最终不可逆地走向疾病、衰老和死亡；可以把死亡看作人体熵增最大、机体系统最无序的状态。而疾病与衰老也是机体在较大程度上的无序，治疗和健康管理与摄入食物、氧气、水一样，可减缓机体达到最大熵增的状态。

熵的物理意义是描述体系混乱程度，可以用 S 来表示。从热力学统计物理学的角度来看，熵的大小与体系的微观状态 Ω 有关，即 $S=k\ln\Omega$，其中 k 为玻尔兹曼常量，体系微观状态 Ω 是大量质点的体系经统计规律而得到的热力学概率。在统计学中，熵衡量系统的无序性，代表了系统在给定的宏观状态（如温度、压强、体积、浓度等）下，处于不同微观状态的可能性，或者说构成该宏观系统的微观方式的数量。举一个例子来说，已知在两个箱子里有两只猫，这个是系统的宏观状态，微观状态则是猫在不同箱子间的分布（如两只猫全部在第一个箱子，或者两个箱子里各有一只猫等）。熵越高的系统就越难精确描述其微观状态，人体就是这样一个系统。我们知道每个人的器官、系统大概保持一定的形态、位置和功能，但这些器官、系统在体内不同时间运行的微观状态（免疫、内分泌、细胞电生理、不同体液微成分、微环境、代谢状态等）较难精确描述，这就是同样的疾病在不同个体身上会有症状差别和结局差别的重要原因。而对只有几个、几十个或几百个分子的体系，熵的意义就不是很大。从中医的阴阳角度来看，人体阴阳的平衡状态与熵增密切相关，阴阳平衡则熵增相对小，阴阳失衡则熵增大，阴阳离决正是熵增最大的状态，导致生命消逝。每一个细胞的阴阳平衡最后共同构成了脏器、经络、机体的阴阳平衡，这正是人体的阴阳既可以无限再分，又可以一个整体的阴阳状态呈现的基础。

3. 由热力学第三定律谈起

（1）基本内容：热力学第三定律（the third law of thermodynamics）指出："不可能通过有限的步骤将一个物体冷却到绝对零度的温度。"简单理解就是绝对零度永远无法达到，只可以无限接近。这是因为任何物体中存在分子或粒子运动，在运动的过程中会产生动能，若分子或粒子动能低到量子力学的最低点时，物质即达到绝对零度。然而，分子间或粒子间存有能量和热量，也不断进行相互转换，所以绝对零度是不存在的。经过科学家的反复推算，最后得出绝对零度的值应是 –273.15℃，这是目前被广泛认可的绝对零度温标。

（2）热力学第三定律与医学：相对于热力学第一和第二定律，热力学第三定律的应用在生活中并不常见，其对医学的意义在于，任何温度高于绝对零度（–273.15℃）的物体都可以辐射红外线。那红外线与医学有什么关系呢？研究发现，红外线照射人体后，一部分被反射，另一部分被皮肤吸收。低频长波红外线（波长 1.5μm 以上）照射时，绝大部分被反射和被浅层皮肤组织吸收，穿透深度达 0.05 ～ 2mm，可作用到皮肤的表层组织。而高频短波红外线（波长 1.5μm 以内）可透入深达 10mm 的组织，作用到皮肤的血管、淋巴管、神经末梢及其他皮下组织。波长在 4 ～ 14μm 范围的红外线，具有活化细胞组织、改善血液循环、加强新陈代谢、提高人体的免疫力等积极作用。

　　临床上，人体不同的生理病理条件下辐射的红外线频率和波长略有差别，通过红外检测设备成像系统可以对这种差别进行测量，进而对机体辐射红外线的热效能进行半定量评估。中医学的阴阳学说正是由能量差别的理论构成的。

　　阴阳最初的含义是指面阳为阳，背阳为阴。甲骨文的"阳"字写作"𤰞"，"𤰞" = 𨸏（阜，山地）+ 昜（昜，即"晹"，日光照射），表示受阳光照射的山坡。而"阴"字在甲骨文写作 𩰫，指水之南、山之北，没有阳光照射的山坡。之后阴阳之意逐渐引申为温热的、光明的、运动快的为阳，寒凉的、阴暗的、运动慢的为阴；同一物体内，相对更温热的、偏功能性的为阳，更寒凉的、偏物质性的为阴。至此，我们可以看出，阴阳理论与热力学有着紧密的联系，阴阳可以由可见光或是不可见的红外线辐射的一份份能量子表现出来，辐射能量子相对多的为阳、低的为阴，而辐射的无限的级差又决定了阴阳中可以不断再细分阴阳。人体是一个红外线辐射体（图 1-1-3），检测红外辐射的能量差别可以对人体阴阳进行半定量，从而指导疾病的诊疗和康复。

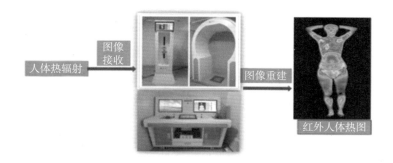

图 1-1-3　人体的红外热辐射成像原理

4. 由热力学第零定律谈起

（1）基本内容：热力学第零定律是在 1930 年由英国科学家福勒（R. H. Fowler）正式提出，该定律表述为：如果两个热力学系统中的每一个都和第三个热力学系统处于热平衡，那么它们彼此也必定处于热平衡。即当 A 与 C、B 与 C 处于热平衡状态，那么 A 与 B 也必定处于热平衡。

热力学第零定律的提出时间要晚于第一定律及第二定律，是后面几个定律的基础，鉴于在热力学理论中的地位，人们把它称为热力学第零定律。温度的概念和定量测量都是以热平衡定律为基础，并指明了温度的测量方法。物体的冷热程度，人们把它称为温度。我们在比较两个物体的温度时，不需要令两物体直接进行热接触，只需取一个标准的物体分别与这两个物体进行热接触就行了，这个作为标准的物体就是温度计。为了能定量地确定温度的数值，还必须对不同的冷热程度给予数值的表示，即温标，历史上许多发明家研制了多种多样的温度计，但是采用的温度标准不统一，历史上使用比较多的温标有"摄氏温标、华氏温标、理想气体温标及热力学温标"等。为了使用上的准确和方便，1927 年第七届国际计量大会决定采用热力学温标为国际温标，这是第一个国际协议性温标（ITS–27）。1960 年第十一届国际计量大会规定，热力学温度以开尔文为单位，简称"开"，用 K 表示。热力学温度与我国常用的摄氏温度的关系是：$T=t+273.15$ ［T 的单位是 K（开），t 的单位℃］

$$T=t+273.15$$

（2）热力学第零定律与医学：热力学第零定律在医学中的应用可以用属于摄氏温标的水银温度计来解释：把体温计放于腋窝下，首先玻璃管和腋窝体表达到热平衡，同时玻璃管内的水银也逐渐和玻璃管达到热平衡，所以认为水银和腋窝体表达到了热平衡，水银体积膨胀后对应的玻璃管温标刻度可以反映腋窝的温度。而对于红外热力学检测系统，是以红外热成像检测仪内部的黑体作为测温标定：将黑体辐射源（校准装置）设置在热成像摄像机视野范围内，建立灰度与温度的准确对应关系，进行测量温度实时校正，将视频画面和个人体温对应显示出来，这样可以大幅度提高测定人体温度的精度。

5. 热力学平衡态与耗散理论

（1）基本内容：热力学平衡态是指在不受外界作用的条件下，系统能够长期保持而不会发生改变的一种热力学状态。"不受外界作用"指的是不与外界发生热传递以及不发生能量的交换。处于平衡态的热力系统，系统内各处应具有均匀一致的温度、压强等参数。系统处于热力学平衡态时需满足以下条件：一是热学平衡条件，即系统内部的温度处处相等；二是力学平衡条件，即系统内部各部分之间、系统与外界之间应达到热力学平衡；三是化学平衡条件，即在无外场作用下系统各部分的化学组成也应是处处相同的。只有在外界条件不变的情况下满足以上条件，才能处于平衡态。平衡态一般只是存在于一个孤立系统或封闭系统中，这样的系统因为不断的熵增，最后系统内不再出现能量的流动，直至趋于平静和稳定。

著名热力学奠基人鲁道夫·尤利乌斯·埃马努埃尔·克劳修斯（Rudolf Julius Emanuel Clausius）的"宇宙热寂说"理论也是建立在把整个宇宙看作是一个大的孤立的热力学系统基础之上。克劳修斯认为宇宙在大爆炸前也就是作为一个奇点时，熵是零，大爆炸之后，熵随着时间的进展不断增加。宇宙的熵会趋向极大，最终达到热平衡状态，即宇宙每个地方的温度都相等，这样的平衡会导致宇宙最终归于平静。

有意思的是，整个生物系统和人类却在宇宙熵增的过程中出现了。达尔文的"进化论"描述的是系统从无序到有序，从无功能到有功能，从有功能到自组织，从简单到复杂，从低级到高级，这是一个有序的进化过程，在生物界和人类社会，这种进化尤为明显，于是产生了克劳修斯"宇宙热寂说"和达尔文"进化论"的矛盾，也是宇宙中进化和退化的矛盾。生物界和人类社会遵循着与物理界完全不同的两个规律，一个是进化到有序，一个是熵增至无序。耗散结构理论的创始人，比利时科学家伊里亚·普里戈金（Ilya Prigogine）弥补了这一鸿沟。

　　提到热力学的平衡态就不能不说说耗散结构。什么是耗散结构呢？耗散结构理论以开放系统为研究对象，它指出，一个远离平衡态的开放系统通过不断与外界交换物质和能量，在外界条件变化达到一定阈值时，可以通过系统内部的涨落作用产生自组织或突变现象，使系统从原来的无序状态自发转变为时间上、空间上或者功能上的宏观有序状态，形成新的、稳定的有序结构。自然界的生物种类极具多样性，且形态各异、功能复杂，是自然界中最富有生命力和最具神秘感的领域。普里戈金的理论认为，以人类为代表的整个生物系统具有一个共同的特征，那就是它们都是开放系统，依靠由外界不断摄取食物、水分、氧气、热量等抵抗熵增，从而在适宜的外部条件下产生自组织现象，维持机体在一定时间内、空间上、功能上的相对平衡，这也表现为一定条件下的有序。而孤立系统的熵一定会随时间增大达到极大值，系统达到最无序的平衡态，所以孤立系统不会出现耗散结构。

　　（2）耗散结构与医学：耗散结构理论与生命的产生及进化密切相关，并且用整体观研究生命现象，揭示人体内部的统一性及其与外界因素的统一性，这与中医学的"整体观"不谋而合。有生命的人体是一个不断向外界辐射电磁波的热力学系统，同时也是一个开放的、远离平衡态、非线性涨落的自组织系统，通过与外界进行物质、能量、信息交换才能形成稳定的有序结构。被人体摄入的一切能量均是人体抵抗熵增的重要基础，这是人体与自然界的统一。这一基础通过涨落触发了人体在一定时空上的有序，包括功能和结构的有序，这是人体内部的统一。中医用阴阳平衡来描述这种动态的有序。《素问·阴阳应象大论》中写到："阴阳者，天地之道也，万物之纲纪，变化之父母，生杀之本始，神明之府也，治病必求于本。故积阳为天，积阴为地。阴静阳躁，阳生阴长，阳杀阴藏。阳化气，阴成形。"这句话的意思是人体遵循着一种平衡，这种平衡受到自然界的影响或者说与自然界是相统一的，它可以用阴阳之间的关系来进行描述。这是一种对自然界两种对立统一的能量的二分法，阳代表温热的、功能化（化气）的能量，阴代表寒凉的、结构化（成形）的能量。自然界的阴阳平衡在一定的临界值（涨落）促发了自组织现象，因而诞生了包括人在内的极具多样性的生物系统，所以自然界的生物系统都在这一规律的影响之下。人体的生理病理变化受到这一规律的影响，故强调阴阳是万物之纲纪、生杀之本始。如果人类因为自身的过度活动影响了环境，最终的效应也会通过环境的改变引起新的涨落导致人类生存结构的变化，这种变化可以通过对人类基因的影响、疾病谱的变化等体现出来。治病必求于本则是指医者应了解天地之阴阳变化及其对人体的影响，从而及时调整人体的阴阳结构，以维持在一定时间和空间上的平衡。

遵循动态平衡使人体得以呈现系统的属性。尽管人体内不同种类的细胞形态和功能有别，各组织、器官的结构也不一样，但互相之间却按照一定的规律形成系统，共同完成人体的某些生理功能。人体各系统之间以一种复杂、精密的方式进行关联，最后以完整的结构、协调的功能独立存在。以温度为例，人体各处体温有所差别，但最终整体的体温相对稳定，且机体依靠从外界不断获取能量、物质抵抗熵增，维持这种稳定。健康人体的生理温度始终恒定在 35～37℃，不会随着年龄的增长而变化，这种生理温度是处于宏观的静态热平衡，但人体内部或是皮肤表面不同区域的温度会因新陈代谢的差异而存在热差异，他们之间会保持一种微观的动态热平衡，以保证整个人体的生理温度相对恒定。

人体是一个复杂的化学反应库。生命进程中，身体内部无时无刻不在发生各种化学反应，有生理的，也有病理的，过程中都会存在能量的传递或转换，这其中属熵与自由能在生命科学中最为常见。热力学第二定律中熵增加原理认为，在孤立系统的任何自发过程中，系统的熵总是增加的。熵是系统混乱度的量度，系统的混乱度越大，熵值越大。而熵只取决于体系的始态与终态，与过程无关。从宏观来看，生命过程是一个熵增的过程，始态是生命的产生，终态是生命的结束，这个过程是一个自发的、单向的不可逆过程。衰老是生命系统在不断地增加它的熵，随着生命的衰老，生命系统的混乱度增大，当熵值逐渐趋于接近极大值时，生命便进入死亡状态，这是一个不可抗拒的自然规律。这就好比中医阴阳在人体的生、长、壮、老、已过程中的动态变化，《黄帝内经》中描述健康人的阴阳状态是

"阴平阳秘，精神乃治"，而人临近死亡的阴阳状态是"阴阳离决，精气乃绝"，这是中医通过阴阳的混乱程度来描述人体的健康与否。健康人的阴阳处于相对平衡状态，混乱程度最小；随着年龄的增长，阴阳之间的偏离逐渐扩大，出现阴盛阳虚，阴阳离决，混乱程度增大，人体走向衰亡。然而，综观整个自然界，万物活动都是在有序进行的，一个无序的世界最终是会被淘汰的。因此，生命的产生既是热力学的偶然现象，也是系统为了维持暂时的热力学平衡，必然的自组织结果。从低等生物到高等生物，从单一到多样性，都意味着事物的有序发展是一个熵减的方向。与孤立系统向熵增大的方向恰好相反，地球复杂的生命系统各自有着时间长短不一的动态平衡，成就了生物的多样性，这些生命体系呈现为"耗散结构"，也就是非平衡热力系统，通过与外界进行物质、能量交换获得负熵，以抵消系统内不断增长的正熵[3]，从而使系统内部的无序状态转变为一种在时间、空间或功能上有序的状态。这也正是生命的意义：无论长短，皆因努力而存在。

参考文献

［1］杨振宁.美与物理学 // 科学之美［M］.北京：中国青年出版社，2002：23

［2］Erwin Schrödinger. WHAT IS LIFE：Cambridge University Press，1944

［3］李洪娟，王乐鹏，魏明，等.非平衡态热力学理论在证候热力学研究中的应用［J］.北京中医药大学学报，2015，38（3）：158-161，217

第二节　人体生命热力学研究

1. 人体热力学概述

上一节内容已谈到人体是一个非平衡热力学体系，具有系统性及熵增等特性。埃尔温·薛定谔（Erwin Schrödinger）在《WHAT IS LIFE》中写到："人活着就是在对抗熵增定律，生命以负熵为生。"这句话以热力学的术语来解释人体是一个"耗散结构"，意思是人体的生命进程就是把无用的熵排出去，即抵抗熵增，然后吸收新的可用物质、能量和信息即获得负熵。在生理学中，我们称这一过程为新陈代谢。

新陈代谢是生物体内全部有序化学变化的总称，在性质上可分为物质代谢和能量代谢，物质代谢是指生物体与外界环境之间物质的交换和生物体内物质的转变过程，能量代谢是指生物体与外界环境之间能量的交换和生物体内能量的转变过程。从人体消化吸收食物及排泄废物的过程来看：人体摄入食物，首先在胃里与消化液充分混合，并通过各种消化酶分解食物中的蛋白质、脂肪和糖类等物质，使之成为可吸收的小分子物质，之后在小肠内吸收，以供给机体能量和营养，保证各项功能得以正常发挥，这其中多余的代谢产物和水分通过身体的不同系统如泌尿系统、消化系统、呼吸系统及皮肤等排泄出去，这一过程既有物质代谢，又伴随有能量代谢，但无论是物质代谢还是能量代谢，热能的转化及传导始终贯穿其中，自然而然会引起人体的整个体温或者是局部某一体表温度的变化。笔者团队利用红外热成像技术观察和检测人体进食前后的温度变化，发现腹部、背部的红外热成像温度存在一定差异，进食后较进食前明显升高（图1-2-1），这也印证了人体在消化和吸收食物这一新陈代谢过程中存在着热量的转化与传导。

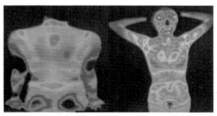
餐前

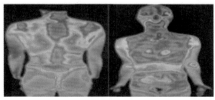
餐后

图1-2-1 人体进食前后的红外热态

2. 人体的产热与散热

产热与散热是人体新陈代谢过程中最重要的生理功能，健康状态下，人体的产热和散热保持动态平衡，这是各项生命活动得以正常进行的基础条件。

（1）人体的产热：产热是人体生命活动中重要的一环，从热力学体系来说就是人体获得负熵的过程。人体产热有多种方式，包含食物的特殊动力效应产热、基础代谢产热、骨骼肌运动产热以及战栗性和非战栗性产热等。人体处于不同的生命活动状态下时产热方式不同，如在安静状态下，机体的产热大部分来自全身组织器官的基础代谢；在寒冷环境中，机体主要依靠战栗性产热和非战栗性产热来增加产热量，以维持机体热平衡，使体温保持相对稳定。

知识普及：非战栗产热又称代谢产热，是一种通过提高组织代谢率来增加产热的方式。非战栗产热作用最强的组织是分布在人体的肩胛骨间、颈背部、腋窝、纵隔、腹股沟及肾脏周围等处的褐色脂肪组织。褐色脂肪组织的代谢产热量约占非战栗产热总量的70%。在中医科学实验研究中，为建立阳虚质大鼠的模型，其中的一种方法便是切除大鼠肩胛下区的褐色脂肪组织。红外热态图上，我们发现有褐色脂肪组织的部位（颈背部、腹股沟、肩胛下区），局部皮温都相对较高（图1-2-2）。

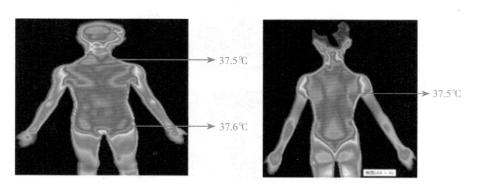

图1-2-2　正常人体颈背部、腹股沟、肩胛下区的红外皮温数值

（2）人体的散热：人体在完成各项生理活动中必定会产生热量，这些热量一部分被人体利用以完成各项生命活动，另一部分则经过不同途径向体外散发出去。人体散热方式有 4 种：传导散热、对流散热、蒸发散热、辐射散热。由于各种原因导致人体的散热障碍，如内分泌性疾病、神经系统疾病、久处高温环境中等，势必会引起机体的组织产生病理变化，如高热、中暑、内环境紊乱等，故散热正常与否也关乎着人体的健康。

传导散热：人体组织中，内在的脏腑以传导的方式将身体深部的热量传到表面的皮肤。脂肪导热度低，所以含皮下脂肪较多的人如肥胖者，由身体深部向表层传导散热的量比身材消瘦者少，这也是为什么部分肥胖者夏天怕热的原因。

对流散热：人体体内的血液循环、呼吸运动、二便排出等都能带走体内热量。循环系统是人体流量最大、流速最快的对流散热交换系统，其中动脉是人体对流散热最主要的器官。

蒸发散热：是指体液的水分在皮肤和黏膜（主要是呼吸道黏膜）表面由液态转化为气态，同时带走大量热量的一种散热方式。蒸发可分为两种方式，即不显汗和发汗两种。不显汗又称为不感蒸发，是指在未聚集成明显的汗滴之前即被蒸发的一种持续性散热形式，一般不为人们所察觉。在中等室温（约30℃以下）和湿度条件下，约有25%的热量是由这种方式散发的。发汗是汗腺主动分泌汗液的活动过程，汗液的蒸发可有效带走热量，因为发汗可以感觉得到，故又称为可感蒸发。

辐射散热：是指人体以热射线的形式将体热传给外界较冷物质的一种散热方式。辐射散发热量的多少，主要取决于皮肤与周围环境之间的温度差及散热面积，当皮肤温度高于环境温度时，温度差越大，散热面积越大，散热量就越多，反之，则越小。

机体的产热与散热会受多种因素的影响，季节因素便是其中之一。笔者团队在不同季节（夏季和冬季）对同一个体采集红外热像图的研究中，发现夏季人体的中焦温度较冬季相对偏低，这是因为夏季，人体以散热为主，内脏产热减少，体核温度降低，体壳温度因夏季炎热环境的影响而相对较高，故会出现中焦温度低于四肢末梢温度；冬季，人体以产热为主，内脏产热增加，体核温度升高，体壳温度因冬季寒冷环境的影响而相对偏低，故会出现中焦温度高于四肢末梢温度（图 1-2-3）。这与北京中医药大学王乐鹏团队[1]的研究结果一致。

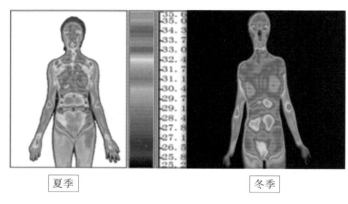

夏季　　　　　　　　　　　　冬季

图 1-2-3　不同季节同一个体的红外热态图

3. 人体热力学特点与生理病理

人体热力学与人体的能量代谢息息相关，人体必须依靠摄取食物和水、吸入氧气以获得负熵。食物在人体内氧化，释放人体所需要的七大营养素：蛋白质、脂类、矿物质、膳食纤维、碳水化合物、维生素和水，这些营养物质组成结构不同，其对人体的作用也不尽相同，而真正能为人体提供能量的是蛋白质、脂肪和糖类（表 1-2-1），被称为"三大产热营养素"。

表 1-2-1　三大营养素的作用

营养素	功用
蛋白质	构成人体细胞组织不可缺少的物质，是酶、抗体及某些激素的主要成分，能促进生长发育，维持体内水分，参与重要物质转运，供给热能
脂肪	中性脂肪供给热量、隔热、保温，具有支持保护体内脏器及关节的作用
糖类	生命细胞结构的主要成分及主要供能物质，有调节细胞活动、维持大脑和肌肉活动、促进肠蠕动的重要功能

　　三大营养素能提供人体赖以生存的能量，推动人体的生长发育，这一过程就是人体作为"耗散结构"抵抗熵增的过程——生物体的奇妙之处就在于某一段时期内通过不断吸取负熵，减慢熵增，以维持生命的存在。人体的健康状态就是负熵和熵增处于相对均衡的状态，呈现特定时期内相对的能量代谢守恒。而人体的病理状态就是由负熵和熵增不均衡引起的，如长期营养摄入不足，诱发营养不良时，机体会处于相对低体温状态并伴随器官功能下降，这是负熵摄入不足，不能抵抗熵增的表现。再如机体内的肿瘤细胞异常生长，过度攫取机体的能量时，会出现正常组织的相对能量不足，这是熵增大于负熵的表现。

　　在人体的生命活动中，时刻都在发生各种各样的生理病理变化，而这些变化都伴随着能量的代谢，直接或间接影响着人体体温。缺血产生的局部温度降低及炎症产生的温度升高都是病理变化对全身体温的影响。人体全身及局部的正常体温变化范围只是在一个较小的范围内波动，这个范围大概是 $35 \sim 37℃$，超出这一范围，机体将会出现不同程度的病理变化，甚至危及生命，导致生命的终结。

　　机体的体温变化是比较复杂的，影响因素较多，气候变化、饮食、运动以及病变本身都会对体温造成影响，而这些影响大多是通过血供的变化来影响体温的，同时人体也通过血液来运输营养成分及人体所需要的氧气，故血液循环系统与人体的能量转化、体温变化有着密切的联系。全身静脉血液经过右心房、右心室，进入肺动脉，在肺泡周围毛细血管网中完成氧合作用后流入左心房，经左心室收缩产生动脉势能，转换为动脉搏动的动能，不断将血液推行到各级动脉，给相应的组织供血供氧，以供给人体完成新陈代谢及活动所需的能量，然后部分能量以热量即红外辐射线的形式散发于体表（图 1-2-4）。

　　我们知道，高于绝对零度（$-273.15℃$）的一切物体均可以散发出红外线，红外热成像检测技术可以采集红外辐射线，并加以成像来显示被采集对象的温度变化。人体同样也是一个红外辐射源，我们可以利用红外热成像技术收集人体的红外辐射线来观察人体体表细微的温度变化，通常选

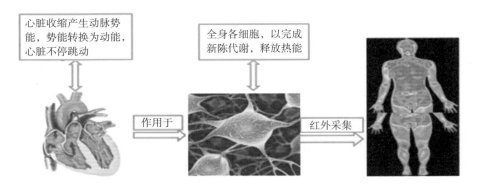

心脏收缩产生动脉势能，势能转换为动能，心脏不停跳动

作用于

全身各细胞，以完成新陈代谢，释放热能

红外采集

图 1-2-4　循环系统能量转换散发的红外热辐射

取人体体温比较恒定的某一部位的平均温度作为观察的参照温度，通过检测各部位相对于参照温度过低或过高的变化得出冷热偏离的结果，并与现代医学解剖结构、生理代谢或中医学的藏象及经络相对应，从热量变化的角度来协助推断人体内部的生理病理状态。

在国内中医红外热成像诊断研究领域，对于参照温度的选取有两种方法：一是以李洪娟团队为代表的检测方法，以红外热成像图中人体躯干或测量范围区域平均温度作为观察的参照温度，低于参照温度则为凉偏离或冷偏离，高于参照温度则为热偏离。二是以笔者团队为代表的检测方法，以人体红外热像图中双侧腋温平均温度作为参照温度。我们观察到，腋温作为公认的人体基础体温标准之一，它会随着人体的生理病理变化而发生改变。如高热时，个体的腋温升高，其他各部位温度均会较正常情况下升高，此时采集患者的红外热像图会发现，人体全身呈弥漫性玫红色热偏离，这时分析身体某部位温度的冷热偏离，若以此时红外热成像图上的腋温作为观察参照温度，可以减少判断疾病、女性生理体温变化等对冷热偏离影响的误差，这样有助于更准确、客观地反映人体的生理病理状况。临床上，炎症具有红、肿、热、痛的特征，"肿""痛"的表述与病变部位的呈现及个体感觉阈值相关，"红"与"热"则可以通过红外热成像仪观察到，局部温度较参照温度升高超过正常范围，我们称之为热偏离（图1-2-5）。又如循环血容量不足的病人，会出现四肢末梢温度下降，以及皮肤湿冷，这时通过红外热成像仪可以观测到体表和四肢的温度明显低于参照温度，我们称之为体表体温与四肢末梢温度的冷偏离（图 1-2-6）。

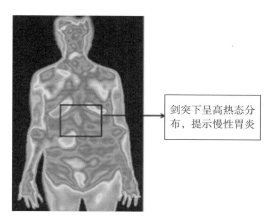

剑突下呈高热态分布，提示慢性胃炎

图 1-2-5　慢性胃炎的红外热态特征

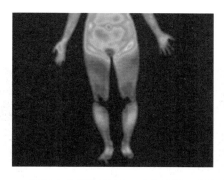

图 1-2-6　循环血容量不足致四肢冰冷的红外热态特征

4. 正常人体的热力学表现

人体是一个复杂的综合体。健康状况下，人体的正常体温是所有组织器官在生理状态下相互作用而形成的产热与散热平衡状态，不同的组织器官由于解剖结构与生理功能等一些因素的影响，其新陈代谢所产生的热能也存在差异，这也导致人体局部组织器官的温度差异。临床上，要获取人体的体温，可以通过测量腋温、肛温与口温，它们的正常范围稍有不同，口腔舌下温度为 36.3 ～ 37.2℃，直肠温度 36.5 ～ 37.7℃，腋下温度

36.0～37.0℃，温度的变化范围一般在1℃以内。正常人体一天的体温也会发生变化，波动的范围也是基本在1℃以内，这是健康人体体温保持相对恒定不变的前提，是人体得以完成各项生理活动的基础。

知识普及：人体各脏器的温度以肝脏的温度最高，可达38℃左右；大脑的温度接近于肝脏、肾脏和十二指肠的温度，在37.6℃左右；直肠与血液的温度稍低，约为37.5℃；口腔、咽喉的温度约为37.2℃；腋下温度为36.0～37.0℃，男性睾丸的温度相对较低，为35～35.5℃。

正常人体全身红外热结构特点：①身体各区域之间温度分布均匀，无明显寒热交错热结构，与人体组织结构吻合，与年龄性别吻合[2]；②躯干左右半身热结构基本对称，温度差值≤0.2℃；③头面、躯干皮温相对偏高，呈热偏离，四肢皮温随离心距离的增加而递减，逐渐呈冷偏离；④锁骨上窝、腋窝、肚脐、腹股沟皮温偏高，呈热偏离；头发、臀部、阴毛处皮温偏低，呈冷偏离；⑤督脉红外轨迹显示连续，上、中、下三焦温度依次递增约0.2℃（图1-2-7）。

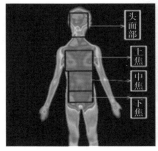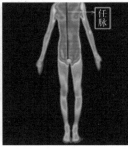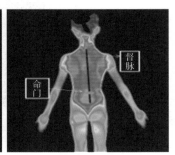

图1-2-7 健康态人体的红外热结构

参考文献

[1]王乐鹏，龙晓华，李洪娟，等.健康人体红外热像四时变化规律的初步研究[J].中华中医药杂志，2015，30（5）：1809-1811

[2]李洪娟.红外成像检测与中医[M].北京：中医古籍出版社，2015：88

第三节　医学红外热成像技术的应用原理及现状

当物体表面的温度超过绝对零度（−273.15℃）即会辐射出电磁波；随着温度变化，电磁波的辐射强度与波长分布特性也随之改变；波长介于 0.75 ～ 1000μm 的电磁波称为"红外线"，而人类视觉所能看见的"可见光"介于 0.4 ～ 0.75μm。红外热成像技术运用光电技术检测物体热辐射的红外线特定波段信号，将该信号转换成可供人类视觉分辨的图像和图形，并可以进一步计算出温度值。该技术使人类超越了视觉障碍，由此人们可以看到物体表面的温度分布状况。该技术早期在军事、民用、气象等方面应用比较广泛。20 世纪 50 年代，随着红外热成像技术应用于乳腺肿瘤的筛查，而后逐渐应用到医学领域。

1. 医用红外热成像技术原理

由上一节可知，健康人体是由多个组织、器官和系统构成的一个开放的热能相对平衡体。健康状态下，人体通过复杂的下丘脑体温调节中枢来控制体温恒定。正常人体的温度分布具有一定的稳定性和对称性，由于人体各组织器官存在解剖结构、血液循环及神经活动等差异性，以致存在不同的新陈代谢状态，而在进行新陈代谢的过程中也伴随热量及温度的转化和变化，最终以辐射散热的方式向外辐射红外线。当人体某一部位发生病理性改变时，该部位或全身的新陈代谢状态随之发生变化，导致局部或全身的热平衡状态被破坏，产生温度异常区域，辐射的红外线亦随之改变。

医用红外热成像技术是医学技术、红外摄像技术及计算机多媒体技术相结合的产物，它通过收集人体产生的远红外辐射热，经计算机处理形成直观的温度彩色图谱来显示和重建出人体体表的温度分布，通过对体表温度分布进行剖析，从而获得人体相应部位组织、细胞新陈代谢的温度分布图，经过专业人员的分析，判断可能出现的相关病症，从而达到临床辅助诊断的目的。在对该项技术进行临床应用之前，有必要了解影响该技术检测结果的一些因素。

2. 影响红外热像检测结果的因素

医用红外热成像仪是对热极为敏感的装置，红外摄像机所处环境的温度、光亮度以及空气的湿度等变化都会影响红外热成像的采集结果。为解决这一问题，现在很多生产医用红外热成像设备的厂家推出了"舱体式"的红外热成像仪（图1-3-1），舱体为密闭式空间，里面设有红外摄像头，舱体内的温度、湿度、亮度均为系统自动调定，最大限度减少拍摄时因上述条件变化带来的结果误差。

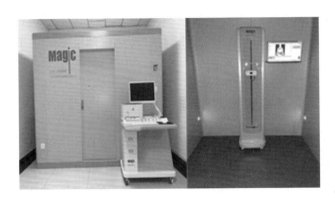

图1-3-1　舱体式的红外热成像仪

3. 红外热成像在医学领域的应用现状

如今红外热成像技术已应用到肿瘤性疾病、心脑血管疾病、消化系统疾病、炎症性疾病等多类疾病，涉及医学筛查、诊断、疗效评估等多个方面。

目前医用红外热成像技术在国外的临床应用已较为广泛及成熟。在美国，红外热成像诊断已经广泛应用于血管疾病、肿瘤、疼痛、乳腺疾病、肾病等多学科临床疾病的协助诊断及疗效评估。在日本，有超过1500家医院和诊所常规使用医用红外热成像技术。在韩国、英国、德国、奥地利、波兰、意大利、澳大利亚、俄罗斯等国家，医用红外热成像技术在临床上都有广泛应用。此外，该技术在女性乳腺癌的筛查方面已具有成熟且丰富的临床经验。

医用红外热成像技术在中国的临床应用于 20 世纪 70 年代起步，应用在中医学领域则始于近年来针对经络穴位的相关研究。之后红外热成像技术在中医药诊断、治疗等方面均有涉及，其全方位、多角度、整体化的检查模式与中医的整体观念不谋而合，促进了中医脏腑、经络、气血、阴阳等可视化和量化研究[1]，推动了中医辨证诊查、经方应用、外治遴选等中医药基础与应用研究的客观化和规范化发展，有利于提高中医诊断及辨证的准确性。另外，红外热成像技术在理论研究中的应用有利于中医理论的定性和定量，使之可复制性更强，利于中医药的继承和发展。

⬤ 参考文献

[1]白彤彤.中医体质红外热成像特征提取方法学探讨及实验验证研究[D].北京：北京中医药大学，2018

第四节　中医红外热成像技术的应用基础
——中医阴阳的能量转化

1. 阴阳之间的能量转化是事物变化的动力

《易经》云："一阴一阳之谓道。"那么道又是什么呢？道是万事万物运行的规律，也就是说能量的变化是推动事物变化的原动力。故《道德经》亦云："道生一，一生二，二生三，三生万物。"从中国朴素的唯物主义观来看，阴阳既用来描述同一事物相对立的两面，也用来衡量热量的多寡。阴阳的最初概念来源于太阳作用于地球热量的多少，背向太阳者为阴，面向太阳者为阳。太阳产生了光和热，背向太阳面获得的光和热少，故相对来说属阴；面向太阳面获得的光和热多，故相对来说属阳。

自然界中地球自转和围绕太阳公转产生了昼夜和四季更替，这其中又因太阳直射点与地轴的不同角度导致太阳影响到地球不同区域的热量不同，其在天地之间的变化形成二十四节气，在一定程度上决定了地球生物的生长规律。年复一年，日复一日，太阳与地球都重复着一个大体的运行规律，我们可以学习和研究这样的规律，从而指导农作物的耕作以及人体健康的管理。

2. 阴阳之间的气化是能量转化的基本形式

阴阳是同一现象或同一事物中相互联系又相互对立的两面，如一天当中的白天与黑夜，昼属阳，夜属阴。阴阳又是可以互相转化的，白昼随着阳气的逐渐减弱转入黑夜，黑夜随着阴气的逐渐减弱转入白昼。同样的道理，阴阳在一年中不同的转变和交感形成了四季，故春季温，夏季热，秋季凉，冬季寒。昼夜和四季的更迭可以理解成阴阳在时间和空间上的不同转化，其中也伴随着热量的转化，这在阴阳学说当中称为气化。

另一方面，物质也存在阴阳的能量转化。《素问·阴阳应象大论》云："清阳为天，浊阴为地，地气上为云，天气下为雨。雨出地气，云出天气。"这段话从云雨的转化来阐述阴阳的能量变化，以天地对比，天为阳、地为阴，地表水分蒸腾上升，在阳气的作用下变为云，云遭遇冷空气，在阴气的作用下变为雨，重新落回地面上，二者之间通过这种环周不休的阴阳交感（能量转化）满足了地球万物对水分的需求，故《紫岩易传·卷四》中说："阴阳交感而生生之道。"《周易尚氏学·卷一》中说："亲上者居上，亲下者居下，则阴阳气不交而为否矣；亲上者居下，亲下者居上，则阴阳气接而为泰矣。"可见，阴阳的能量转化是通过"气接"来实现的，水需要阳气的气化升腾为水蒸气（云），而云需要阴气的气化凝结为水滴（雨）。阴阳的转化与交感过程中伴随着能量的消盈和转换，而这里所提及的能量就是中医所说的"气"。

天地源于一气，气又分阴与阳，或者说气以阴阳这两种不同形式存在，而两者之间互相依存，密不可分。说到气，很自然会联想到"气化"，即气的变化。如《素问·阴阳应象大论》曰："重阳必阴，重阴必阳。"体现在自然界的节气变化中，则是夏至过后阴气开始生长，冬至过后阳气开始生长，提示重阳之时孕育着阴气的生长，重阴之时潜伏着阳气的生发。换一个说法，如果没有阴阳的相互转化，一味积累阳气或是阴气，便会造成"孤阴不生，独阳不长"的局面。

3. "象"是阴阳能量转化的具体表现

"象"，指事物的形象、征象，是事物表现于外的一种特征。它既是事物客观存在的表征，但又会因主体的认知不同而存在主观上的差异。四季更替和昼夜交替便是我们观察阴阳的众多的"象"之一。四季因阴阳能量的转化呈现出来不同的"象"，如《素问·四气调神大论》中所描述的四季更替之"象"：春季，阳气初升，万物复苏，呈现一片生机盎然之气；夏季，阳气最盛，草木茂盛壮美，呈现一片蕃秀之貌；秋季，阴气始生，草木成熟饱满而凋零，呈现一片肃降之势；冬季，阴寒最盛，冰天冻地，呈现一片闭藏之态。在中医学的后续发展当中，阴阳与藏象相互融合，具体到人体的生理病理，也呈现出阴阳能量转化的象。如中医认识脾阳，脾阳是化生水谷精微的原动力；生理状态下，脾阳能化生性属阴的水谷精微物质，以供人体完成各项生命活动。若脾阳不足，脾胃气机升降失调，临床上会出现腹满、呕吐、泄泻、四肢倦怠乏力等症，而这些症状即为中医认识脾阳的"象"，其中便存在阴阳之间的能量转化。

综上，正是阴阳之间的能量转化及对"象"的认识构建了中医理论的阴阳五行、脏腑经络、气血津液、四气五味等学说，从而制定中医辨证、诊断、用药、治疗等思路。现代科技中尚未出现能精确测算中医阴阳的仪器，但是我们能从中医的"望闻问切"四诊来认识及感知"象"，并对其进行阴阳属性的辨别与诊断。

4. 人体的阴阳能量转化——气血津液之间的能量转化

中医认为，气血津液是人体必不可少、赖以生存的物质，气属阳，血、津液属阴。气包含了先天之气、水谷之气和自然界的清气，是人体重要的动力源。气的运动又叫气机，它以升、降、出、入等形式参与到人体的生命活动中，《素问·六微旨大论》云："出入废，则神机化灭，升降息，则气立孤危；故非出入，则无以生长壮老已，非升降，则无以生长化收藏。"

血和津液是人体重要的组成物质，人体脏腑、经络、形体、五官九窍的生理活动都需要血和津液的濡养和滋润才能正常发挥功能；然血和津液的生成、输布、排泄都离不开气化（即气的运动变化）作用。如血与津液的生成与脾胃的气化作用密切相关，《灵枢·决气》指出："中焦受气取汁，变化而赤，是谓血。"中焦脾胃受纳运化饮食水谷，吸取其中的精微物质，即所谓"汁"，其中包含化为营气的精专物质和有用的津液，二者进入血脉中，变化而成红色的血液；因此，中医认为脾胃是血液生化之源，而其化生的原动力在于脾胃之气。反之，如脾胃虚弱或失调，造成长期饮食营养摄入不良，则会导致血液化生之源匮乏，从而形成血虚的病理变化。临床上治疗血虚，首先要调理脾胃，以健脾益气之药助其运化功能，从根本出发以治病之源。同样，津液也需要脾的气化才得以布散全身，若脾胃虚弱，健运失司，则输布代谢障碍，水液停聚，津停气阻。

综上，气血津液的化生包含了阴阳之间的能量转化。中医认为"气为血之帅，气行则血行"，气为阳，血为阴，气的推动与固摄功能促使血液在脉内运行，并保证阴血温而不寒；"血能载气"，有形之阴血承载无形之气使气不耗散于外。这样描述气血的关系可能过于模糊，我们通过临床上失血性休克的案例便能生动形象地解释阳气与阴血的关系：失血性休克的患者除表现血容量下降外，四肢还会出现厥冷，这正是由于阴血亏虚，阳气随之耗散，气随血脱，阳气亏虚的原因。在对症处理时的重要环节便是扩容补液、补充血容量，而不只是给患者加温，补液的过程其实就是给人体输送能量的过程。同理，医者也可以通过触摸感觉病危、病重患者的四肢末梢温度和动脉搏动来初步评估患者的血容量状态。可见，有形的血、津液和无形的气正是通过阴阳的能量转化而紧密地联系在一起。

人体依靠着物质与能量在体内的出入与升降变化，完成人体的整个生命过程，而这一过程同样遵循着能量守恒定律。人体阴阳能量的转化不像现代医学中的葡萄糖代谢、蛋白质代谢、脂肪代谢等那么具体与详细，有确切的转化路径与中间产物可查，它体现的是中华文化的主导思维及中医学的重要思维方式——"象"思维，需要的是医者取象比类的本领，以此来探知人体内的阴阳能量转化。

第五节　红外热成像与中医

《丹溪心法》云："欲知其内者，当以观乎外；诊于外者，斯以知其内。盖有诸内者，必形诸外。"这也是中医学几千年认识生命的基本方法、基本理论，意思是外在的表象特征能反映内在脏腑经络的变化，这便是"司外揣内"的由来。"司外揣内"理论是传统中医认识人体的一个重要思想。在远古时期，人类没有现代化的高科技医疗设备及仪器，没有高超的外科技术水平，那古代的医家们是凭借什么来认识人体、察看疾病、用药治疗呢？答案是显而易见的，依靠的是他们"望、闻、问、切"的本领，即通过疾病表现于外的征象来推测内在脏腑经络、阴阳气血的虚实寒热状态，这种辨病察病的过程，我们称为"司外揣内"。有意思的是，红外热成像检测也可以通过外在皮肤温度的变化来反映内在阴阳气血、脏腑经络虚实的状态（图 1-5-1），这其实是中医"司外揣内"理论客观化的表征，是"司外揣内"简单直接的体现。二者所不同的是"司外"的对象，前者主要是个体的舌、脉、症、征等综合起来而概括的病证，后者则是直接观察整体体表的红外温度分布变化，来掌握整个人体的阴阳寒热状态；相同点在于都需要"揣内"，需要通过中医整体观和辨证论治观来分析人体内在脏腑、经络的虚实变化。

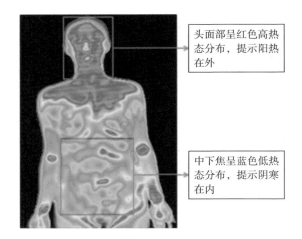

头面部呈红色高热态分布，提示阳热在外

中下焦呈蓝色低热态分布，提示阴寒在内

图 1-5-1　阴阳两虚质的红外热结构特征

1. "象"思维与红外热成像技术

"象"思维是古代先哲们认识自然的一种世界观，中医学作为古代哲学中的一支，其中也蕴含"象"思维，经过丰富与充实，形成了中医独特的核心思维。中医"象"思维取象范围广泛，上达天文，下至地理，中纳人事，以事物之形象、征象和意象作为主要取象目标，通过二者之间关联性的归纳和提炼，来描述、阐释人体的生理病理以及诊治原则。例如《素问·阴阳应象大论》云："水火者，阴阳之征兆也。"取水之寒象、火之热象，衍生为阴阳的征象。红外热成像技术观察的是人体的红外之"象"，此"象"是由人体脏腑、经络、气血、津液相互作用而形成的整体之"象"，故通过此"象"定然也能察知它们的生理特征及病理变化。人体红外热成像之"象"主要表现为温度的变化，温度以寒热为表象，寒热为阴阳之征兆，故通过温度之"象"，结合开阔丰富的中医思想，可以测知脏腑经络气血的盛衰变化。在人体红外热成像视图中所呈现的整体之"象"是人体功能的客观体现，这为中医诊断学的标准化、规范化研究提供了一定的技术支持。

2. 整体观与红外热成像技术

整体观是中医学理论体系的基本特点之一，是重视人体本身的统一性、完整性及其和自然界相互关系的体现。以人体自身而言，它是一个内外相连的有机整体，脏腑、经络、气血、津液等密切相关，在结构和生理功能上不可分割、相互协调，在病理上亦是相互影响。当脏腑、经络、气血、津液等功能异常时，体表则会有一定表现；反之，通过观察外在表现可推断内在病证，即所谓"视其外应，以知其内脏，则知所病矣"。红外热成像数据中的不同颜色代表不同温度，其温度异常偏离区域与中医脏腑的内证外候也非常契合，如脾阳虚的患者会出现腹部怕冷，在红外热成像上表现出冷偏离（图 1-5-2）。故通过红外热成像技术能够反映脏腑整体功能状态、经络状态和阴阳平衡状态。

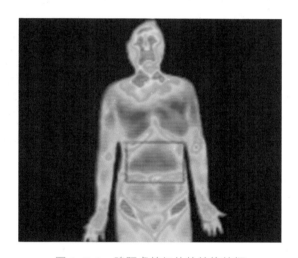

图 1-5-2　脾阳虚的红外热结构特征

3. 经络是人体良好的热传导敏感系统

人体的经络系统具有沟通上下、连接内外的功能，将脏腑与体表各结构如皮部、经筋、经别、四肢百骸、五官九窍等联系在一起。现代研究表明，经络是人体中良好的热传导敏感系统，其热传导特性可将内在脏腑产生的热量与外界获取的热量进行内外传递，这可以通过临床案例来验证。有学者[1]在应用红外热成像技术观察面神经麻痹患者针灸治疗后的反应发现，当用艾条温灸健侧合谷穴时，在红外热态图上可直接观测到患侧面部的皮温变化，这是因为合谷穴为手阳明大肠经的原穴，面部为大肠经所过，且交"右之左，左之右"。临床上，肾阳亏虚的病人会出现双膝、双足怕冷的症状，这是因为足少阴肾经从足走腹，少阴肾阳不足，不能温煦经络，红外热成像图中可出现双膝和双足的冷偏离（图1-5-3）。中医红外热态学研究便是通过经络在体表循行部位的温度变化，结合阴阳理论、经络系统、藏象学说等对人体的脏腑、经络、气血的虚实寒热状态进行阴阳属性的定性，从而在一定程度上实现中医客观化辨证和诊断。

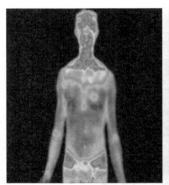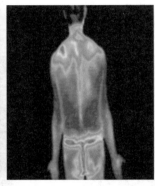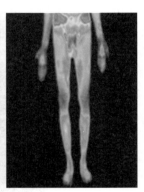

图1-5-3　肾阳亏虚的红外热结构特征

4. 中医病证发生与红外热成像技术

疾病的发生发展取决于邪气与正气两个因素，其过程就是邪正相互斗争的过程。从现代医学来解释，意味着人体的新陈代谢出现病理改变，体表的正常热结构会被破坏，体表的温度也会随之变化；从中医学的角度来解释，则意味着阴阳的失衡，阳气偏盛之处则温度偏高，在红外热成像图上便会呈现热偏离；阳气偏衰之处则温度偏低，在红外热成像上便会呈现冷偏离。中医认为，肾藏元阴元阳，为先天阳气之本，位于腰府之中；脾为后天之本，脾主大腹。脾肾阳气亏虚之人，红外热成像图上会显示腰部、双肾区、大腹呈现冷偏离（图1-5-4）。因此，红外热成像技术在一定程度上能够可视化地反映人体的中医病机变化。

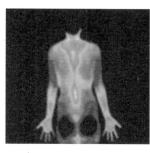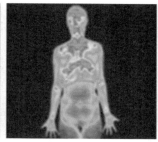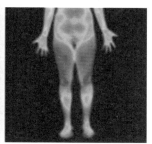

图 1-5-4　脾肾阳虚之人的红外热结构特征

5. 中医辨证诊断与红外热成像技术

中医诊断疾病的过程，包括诊察疾病和辨别证候两个方面。中医辨证虽有八纲辨证、卫气营血辨证、三焦辨证等，但都离不开阴阳这个大体框架，阴阳是辨证诊断的基础[2]，中医四诊收集的临证资料最终都需要通过辨别阴阳之属性，或寒或热，或虚或实，或表或里。如足厥阴肝经属肝络胆，从足走腹，循行经过两胁，肝气不疏，郁而化热之人即为阳偏盛，故在红外热成像图上，两胁因会经络郁滞而呈现热偏离（图 1-5-5）。阳明腑实之人因肠腑不通，里热偏盛也为阳偏盛，故在腹部升、降结肠体表投影区呈热偏离（图 1-5-6）。由此推知，红外热成像技术在一定程度上能很好地指导中医临床辨证诊断。

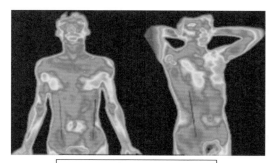

足厥阴肝经在腹部循行区域，肝气郁结之人，此区域呈热偏离

图 1-5-5　肝经郁滞的红外热结构特征

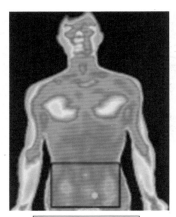

阳明腑实之人升降结
肠投影区域呈热偏离

图1-5-6　阳明腑实的红外热结构特征

6. 阴阳学说与红外热成像技术

"医学之要，阴阳而已"，阴阳学说作为中医的基本学说，它是描述病因属性、判断疾病性质、决定疾病发展方向、确立治则治法的纲领，正如《素问·四气调神大论》曰："阴阳四时者，万物之终始也，死生之本也，逆之则灾害生，从之则苛疾不起，是谓得道。"阴阳是人体赖以存在的本源，它既是疾病的起源，也是治疗的根源，临床上讲"治病求本"，这个"本"就是阴阳。

（1）阴阳的分类：阴阳学说认为凡是运动的、外向的、上升的、温热的、明亮的、兴奋的属阳；相对静止的、内守的、下降的、寒冷的、晦暗的、抑制的属阴。将阴阳引入中医学领域，具有推动、温煦、兴奋、中空、外向等特性的事物及现象属阳，具有宁静、凉润、抑制、实体、内守等特性的事物属阴；如"五脏藏精气而不泻"，体现的是"静"的形态，"六腑传化物而不藏"，体现的是"动"的功能，故脏为阴、腑为阳。

事物的阴阳之中又复有阴阳：相关联的事物或一事物内部相互对立的两个方面可以再划分阴阳，即所谓阴中有阳，阳中有阴。中医认为：肾属阴，肾又可分为肾阴和肾阳；心属阳，而心又可分为心阴和心阳。

（2）阴阳对立制约：阴阳对立制约主要表现为阴阳之间的相互斗争、相互制约。当人体处于正常生理状态下，二者处在相互制衡、相互消长的动态变化之中，以达到"阴阳匀平"的状态，从而维持生命活动健康有序地进行。但阴阳之间的平衡状态存在一定的生理范围，超越这一范围，则机体出现相应的症状或疾病，如阳虚则寒，阴虚则热（图1-5-7）。

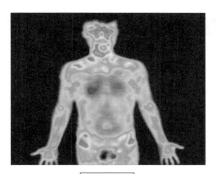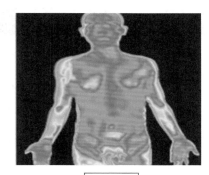

 阳虚则寒 　　　　　　　　　　　　阴虚则热

图1-5-7　阳虚与阴虚的红外热结构特征

（3）阴阳互根互用：阴阳互根互用是指一切事物或现象中相互对立着的阴阳两个方面，具有相互依存、互为根本以及二者之间相互资生、相互促进和增长的关系。阴与阳之间任何一方不能脱离对方而单独存在，都以对方的存在作为自己存在的前提和基础；无阴则阳无以生，无阳则阴无以化，二者互为根本。病理状态下，人体内的阴阳之气，一方的不足可以引起另一方的亏损，阳损可以耗阴，阴损可以耗阳；这可从脾胃化生气血的生理病理来解释：脾胃为后天之本、气血生化之源，其动力来源于脾中之阳，脾阳旺盛，则能化生气血，而血属阴，此为阳气能化生阴血；脾阳亏虚则不能化生气血，病程日久便会阳损及阴。

临床上，我们发现缺铁性贫血患者的红外热成像图会存在中焦、四肢自肘膝关节以下呈冷偏离，提示脾阳不足，气血生化乏源，四末失于濡养（图1-5-8）。

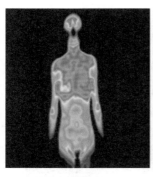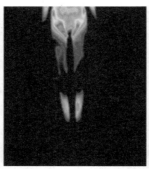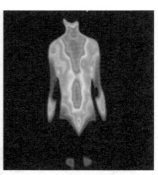

图 1-5-8　缺铁性贫血患者的红外热结构特征

（4）阴阳消长：阴阳消长是阴阳运动变化的一种形式，万事万物都处于不断的运动变化中，直至阴阳双方达到新的平衡。阴阳消长主要包括两种情况，分别是由对立制约关系引起的阴阳互为消长，以及由阴阳互根互用关系引起的皆消皆长。阴阳互为消长可表现为阴长阳消，或者阴消阳长。如四季更替中的"冬至一阳生""夏至一阴生"：冬至阴寒至极，阳气开始生发，这就是"阴消阳长"的过程；夏至阳热至极，阴气开始聚集，这便是"阳消阴长"的过程。阴阳皆消皆长可表现为阴随阳消或阳随阴消，如四季的气候变化中，随着春夏气温的逐渐升高而降雨量逐渐增多，随着秋冬气候的转凉而降雨量逐渐减少。阴阳在一定限度内消长，若超出这一正常的限度，在人体则表现为病理状态，如"阴胜则阳病""阴虚则阳亢"等（图 1-5-9）。

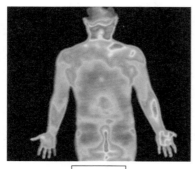

阳虚质

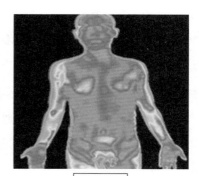

阴虚质

图 1-5-9　阳虚质与阴虚质的红外热结构特征

（5）阴阳转化：阴阳之间的转化是阴阳平衡的内在动力。它是指相互对立的事物双方在一定条件下可向其对立面转化。临床上，阳气亏损，表现为畏寒肢冷、面色㿠白、溲清便溏，若过用温阳之药，也可转化为燥热口干、便秘溲黄之证，则阴证转变成阳证；六经病证的厥阴病便是阴阳相互转化而导致阴阳相互交争所形成的寒热错杂之证。红外热态特征上，脾阳虚的病人，大腹呈冷偏离，经过温补脾阳治疗一段时间后，患者的大腹呈现明显的热偏离（图 1-5-10）。

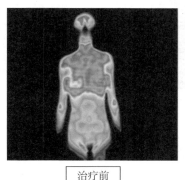
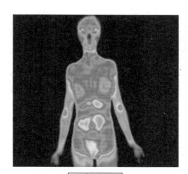

治疗前　　　　　　　　　　　　治疗后

图 1-5-10　脾阳虚的病人治疗前后红外热结构特征

7. 藏象学说与红外热成像技术

中医藏象学说主要是研究人体脏腑的生理功能、病理变化及其相互关系。"藏"是深藏于内，"象"是表现于外的生理、病理征象。藏象是指体内的脏腑表现于体外的生理、病理征象；藏象学说则是以外在自然现象联系来构建内在脏腑功能系统的学说，具有形象性、功能性、系统性的特点。因而，我们用红外热成像技术诊断疾病的时候，既纳入整体的阴阳变化，也联系经络循行的部位，更融合脏腑生理病理变化呈现出的"象"，形成关于体质的综合判断。以"肝血不足证"为例说明，在解剖上，肝脏、眼睛和爪甲三者之间没有直接联系，但眼睛和爪甲的生理病理改变却是中医临床上诊察肝脏功能的重要征象：肝藏血功能失常，临床上则会出现两眼干涩、手足逆冷、爪甲苍白的症状。反之，我们也可以从两眼干涩、手足冷、爪甲苍白等"象"来推测肝血不足的证。

肝藏血，主疏泄，肝体阴而用阳，临床上，肝血不足的患者会出现肝气不疏，红外热态图上会出现双眼、双胁肋呈热偏离，手足呈冷偏离（见图1-5-11）。

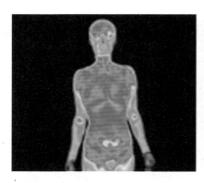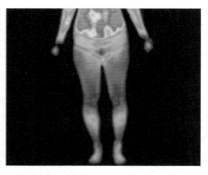

图1-5-11 肝血不足证患者的红外热结构特征

脏腑包括五脏（肝、心、脾、肺、肾）、六腑（胆、胃、大肠、小肠、膀胱、三焦）、奇恒之腑（脑、骨、髓、脉、胆、女子胞）等，每一个脏腑在形、体、味、液等方面都有相应相通的"象"（表1-5-1）。如肝藏血、主疏泄，其华在爪，其志在怒，其液在泪，其味酸，通常脾气急躁、容易发怒的人往往会肝火亢盛。心主血脉，主神志，其华在面，其充在血脉，其志在喜；神志异常、喜笑不休的人会存在心气不足之证。脾统血，脾主升清、主运化，其志在思，故思虑过多的人往往会出现脾胃的问题，如不欲食、腹胀、大便溏烂等。肺主皮毛，主宣发肃降，朝百脉，通调水道，开窍于鼻，其华在皮，其志在悲；肺卫亏虚的病人会出现鼻塞、流涕、咳嗽等症。肾主水，主蒸腾，主生殖，其华在发，其充在髓，其志在恐，开窍于耳及二阴；肾阳亏虚的人会存在不孕不育、水肿、小便不利等症状。

表1-5-1 藏象系统

五脏	六腑	季节	情绪	五官	五味	形体	五液
肝	胆	春	怒	目	酸	筋	泪
心	小肠	夏	喜	舌	苦	脉	汗

续表

五脏	六腑	季节	情绪	五官	五味	形体	五液
脾	胃	长夏	思	口	甘	肉	涎
肺	大肠	秋	悲	鼻	辛	皮毛	涕
肾	膀胱、三焦	冬	恐	耳	咸	骨	唾

在古代，医者要察知患者脏腑的生理与病理，需望其形与色、闻其味与音、问其症与因、切其征与象，四诊合参，司外揣内，以探虚实寒热。如今，红外热成像技术则通过收集人体各脏腑经络、组织器官投影于体表的温度变化，结合中医藏象理论，可以客观化、可视化地呈现脏腑的阴阳、寒热、虚实状态（图 1-5-12）。

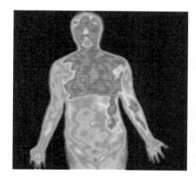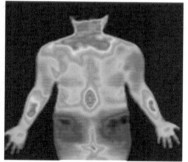

图 1-5-12　脾肾阳虚的红外热结构特征

参考文献

［1］杨素音，许金森，潘晓华，等.多次针刺合谷穴对寻常型痤疮患者面口部红外热像图影响的观察［J］.世界最新医学信息文摘，2015，15（34）：67-68，23

［2］周晓玲，周娅妮，唐农，等.基于红外热成像技术探讨人体阴阳本体结构［J］.时珍国医国药，2020，31（2）：468-471

第六节　红外皮温采集方法

1. 红外热成像检查注意事项

红外热成像技术主要是采集人体散发的红外辐射光波，在进行全身检查时，须脱去一切覆盖体表皮肤的衣物及饰品，并在检测环境中静待 5 ～ 10 分钟，以排除衣物及饰品摩擦导致的热信息干扰，方能开始检查。

（1）检查前，请勿做电疗、针灸、热疗、按摩、拔罐等理疗以及外敷药物。

（2）检查当天应尽量穿宽松的内衣、内裤。

（3）检查前，勿饮用温度与体温相差较大的饮料，勿做剧烈运动。

（4）哺乳期女性检查前 1 小时内不得哺乳。

（5）其他接触式检查项目须安排在红外检查之后。

（6）女性受检者确保在经期结束后，方可进行检查。

（7）候检时，提前 10 分钟解开腰带、文胸。

（8）长发受检者需将头发束起，充分暴露额部、颈部。

（9）在检测室或更衣室内脱去全身衣物后，须静歇 5 ～ 10 分钟，使体温达到稳定状态。

（10）候检时勿随意走动，避免搓揉、按压、触碰任何受检部位；并远离空调或暖气。

（11）等待检查期间禁止饮食。

2. 红外热成像检查环境要求及采图规范

（1）环境要求：根据 2015 年中华中医药学会颁布的中医红外热成像技术规范摄像环境标准[1]。

①红外热成像检测环境温度须控制在 22±2℃或 20-24℃；相对湿度 50% ～ 60%，无阳光直射，无红外辐射，检测室内外通风隔绝。

②检测室内制冷或制热装置或冷热出风口须远离受检者及红外采集镜头，避免在镜头与被测目标之间形成冷——热气流对流，导致体表热信息受到干扰。

③检测室墙面避免采用玻璃等反光材质。

④检测室内避免出现影响人体表红外辐射的强光源，如阳光、高瓦数白炽灯、卤素灯、石英乌卤素灯。

（2）红外热成像采图规范：受检者脱去衣物，束起头发，充分暴露观察部位，在检测环境下静坐 5 ～ 10 分钟开始检测。

①受检者距红外摄像机镜头约 1.5m 处，取站立位，双手自然垂直，掌心面朝镜头，取前后两侧各面对镜头 1 次。

②取站立位，双手抱头，取前、左、右侧各面对镜头 1 次。

③共记录 9 张热像图，并储存用以分析。

（3）采图体位

前半身上下各 1 张正位：全身放松，自然站立，两脚与两肩同宽，两臂自然下垂，掌心朝前，放在大腿两侧，眼睛正视红外摄像头（图 1-6-1）。

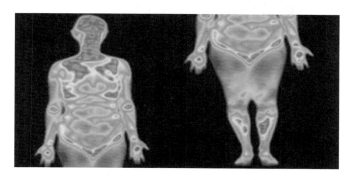

图 1-6-1　正面上下拍摄

后半身上下各 1 张正位：要求与上述视野一致，采集后半身上下正位各 1 张，两脚与两肩同宽，两臂自然下垂，掌心朝前，放在大腿两侧（图 1-6-2）。

左右侧位抱头上下各 1 张：要求同一视野中采集左右侧面抱头图像，

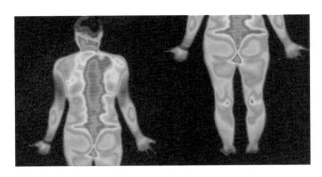

图 1-6-2 背面上下拍摄

左侧面抱头时，右脚在前，左脚在后，眼睛斜视红外摄像头 45°，双手交叉抱于枕后；右侧面抱头时，左脚在前，右脚在后，眼睛斜视红外摄像头 45°，双手交叉抱于枕后（图 1-6-3）。

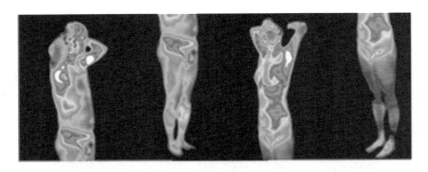

图 1-6-3 左右侧面拍摄

上半身正面抱头 1 张：要求同一视野中采集上半身正面抱头 1 张，双脚与双肩同宽，眼睛正视红外摄像头，双手交叉抱于枕后（图 1-6-4）。

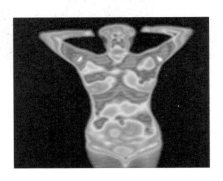

图 1-6-4 正面抱头拍摄

3. 人体红外热成像经络脏腑的定位和划分

人体各脏腑、经络、穴区等部位的定位参照 2014 年国家中医药行业科研专项课题组使用的 TMI-W-6.0 系统自动定位，具体按照宋·杨介《存真图》及 21 世纪全国高等医药教材建设研究会规划教材《中医诊断学》"按诊"章节中对脏腑的定位来划分测量区域。

上焦：上界以两侧锁骨下为界，下界以剑突下为界，左右界以腋前线为界，画一矩形（图 1-6-5）。

中焦：上界以剑突下为界，下界以脐为界，左右界以腋前线为界，画一矩形（图 1-6-5）。

下焦：上界以脐为界，下界以髂前上棘为界，左右界以腋前线为界，画一矩形（图 1-6-5）。

头面颊：上界以两侧头维穴为基准，下界以颏下为基准，画一矩形（图 1-6-5）。

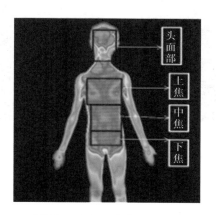

图 1-6-5　头面部、上焦、中焦、下焦红外圈定区域

左眼 / 右眼：沿着眼睛的轮廓圈一椭圆（图 1-6-6）。

左 / 右半身：以人体躯干正中线（任脉、督脉）为轴分左右半身，上界以锁骨为界，下界以髂前上棘为界，靠近中线为内界；外界则从锁骨外侧下方约云门穴处至髂前上棘画一直线，内外界之间画一矩形（图 1-6-6）。

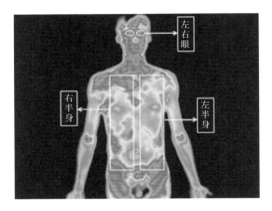

图 1-6-6　左眼、右眼、左右半身红外圈定区域

左 / 右胁：以腋中线为基准，上界以腋窝顶点为界，下界至髂前上棘，画一直线（图 1-6-7）。

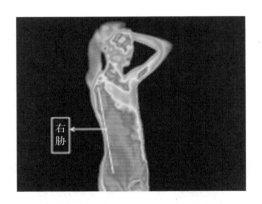

图 1-6-7　右胁红外圈定区域

左 / 右手心：沿着五个手指的掌指关节、大小鱼际交汇处画一多边形，不超过手掌的大小（图 1-6-8）。

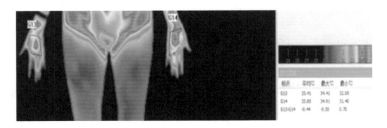

图 1-6-8　左右手心红外圈定区域

左/右足背：沿着足背的轮廓画一多边形，不超过足背的大小（图1-6-9）。

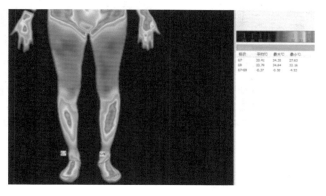

图 1-6-9　左右足背红外圈定区域

大椎：大小以画图的十字架为直径，画一圆形（图1-6-10）。

督脉：上界以后发际处为界，下界以第4腰椎棘突下（腰阳关穴）位为基准，沿着人体躯干后正中线画一直线（图1-6-10）。

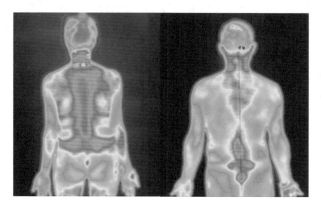

图 1-6-10　大椎、督脉红外圈定区域

命门：第2腰椎棘突下，大小以画图的十字架为直径，画一圆形（图1-6-11）。

任脉：上界以颏下为界，下界以耻骨联合（曲骨穴）为基准，沿着人体躯干前正中线画一直线（图1-6-12）。

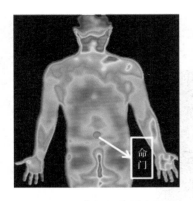
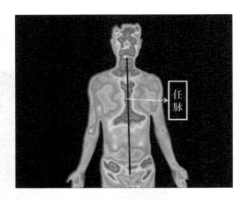

图 1-6-11　命门红外圈定区域　　　　图 1-6-12　任脉红外圈定区域

4. 相关温度定义及说明

腋温区域平均测量值（$T_腋$）：是指在红外热成像图上，系统圈定腋窝自动测取的平均温度（图 1-6-13）。

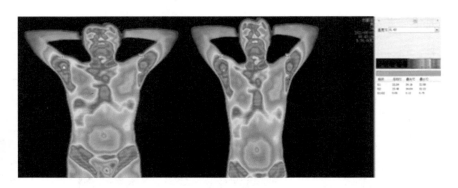

图 1-6-13　腋温圈定区域及红外皮温平均值

圈定区域温度（$T_区$）：是指红外热成像系统自动测取各脏腑、经络、穴区等体表投影区时所显示的区域温度（图 1-6-14）。

临床上，同一个人的腋温基本是恒定的，然在不同的红外热成像仪上，因分辨率、温宽、热灵敏度等硬件因素以及光度、温度、湿度等环境因素的差异，人体的红外热成像温度会存在一定差异，为了使同一个人在不同红外热成像仪上的红外温度恒定，故以被检测者红外热成像图上腋窝的圈定温度 $T_腋$ 作为观察基线，某区域的平均温度差值 ΔT 即为 $T_腋$ 与 $T_区$

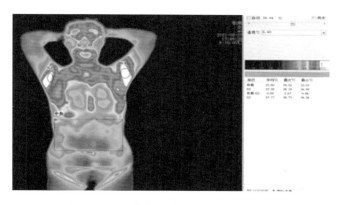

图 1-6-14　圈定区域及红外皮温平均值

的温度差值。例如被检测者红外热像自动圈定腋窝的温度为 34.5℃，督脉的红外热成像自动圈定温度 $T_{督脉}$ 为 32.4℃，则督脉的平均温度差值 $\Delta T_{督脉}$ 为 34.5-32.4=2.1℃。

　　笔者团队自 2010 年开始从事红外热成像技术在中医药领域的应用研究，至今已 10 年有余。在此期间，主要开展中医九种体质与《伤寒论》六经辨病的红外热态学研究，并构建九种体质与六经体质的红外热态学数学模型。在建立中医体质红外热态学模型中，我们根据《中医体质分类与判定》标准对被测人群进行体质辨识量表评分，再通过三个副高职称及以上的医师进行复核及同步六经辨证、辨病，只有当三个医师的辨识结果一致时，才应用红外热成像技术采集图像；以此方法收集了 10 万余份临床数据，从中总结与提炼出每一种体质的红外热结构，并以客观化的数据构建体质的红外热态学数学模型。最后采用回顾性研究及双盲法，验证九种体质的红外热态学数学模型与运用《中医体质分类与判定》标准辨识体质的吻合度。同样，我们采取上述方法来研究《伤寒论》六经辨病的红外热态学特征，并结合中医体质理论，创新性构建六经体质的红外热态学模型，以期指导临床经方的规范化应用。

参考文献

　　［1］中华中医药学会．中医红外热成像技术规范摄像环境标准［M］．北京：中国中医药出版社，2015

第二章
九种体质的红外热力学研究

第一节　中医体质的基本内容

1. 什么是体质

体质，即机体的特质，是人体生命活动过程中的一种重要表现形式，是人类在生长、发育过程中所形成的与自然、社会环境相适应的个性特征。先天因素包含了父母的遗传特性；后天因素则包括生长环境、饮食习惯、心态情绪、文化素养等，内外因素相互作用共同形成了体质。中医体质是指在先、后天因素共同作用下形成的生理功能、心理特点、形态结构等多方面、综合的、相对稳定的固有特质。若从中医的阴阳、脏腑、气血理论来说，体质反映了人体内在脏腑阴阳气血之偏颇和功能代谢之差异。中医体质具有个体差异性、群类趋同性、相对稳定性和动态可变性等特点。这意味着体质一般不会在短时间内出现较大转变，需经过长时间相对稳定的生活方式或治疗干预才会出现变化。此外，人体在生长、发育、壮盛、衰老、死亡的全生命过程中，五脏精气由盛至衰，阴阳气血由实至虚，同时外界环境也时刻影响着人体的生理活动及病理变化，体质会逐渐趋向于复杂化。

2. 体质的重要性

体质决定了疾病的发病趋势和易感性。中医在诊断、用药、治疗以及养生防病等方面都非常重视体质因素，因为它是疾病发生的内在因素，贯穿疾病发生发展的始终，直接决定了人体的健康与否；它反映了个体在生命过程中对自然、社会环境的适应能力和对疾病的抵抗能力。疾病易感性，简单来说即为某种体质易患何种疾病，例如肥胖人群多为阳虚兼痰湿体质，易患喘证、消渴、眩晕、中风等。正如《素问·通评虚实论》中所述："凡治消瘅、仆击、偏枯、痿厥、气满发逆，甘肥贵人，则高粱之疾也。"消瘦人群多见阴虚兼血虚体质，易患虚损、女子经闭不孕等。疾病的发展趋势，指体质类型决定了同种疾病不同的发展方向，或向愈，或越加严重。不同体质类型的个体可演变为不同的疾病类型。如《伤寒论》中少阴病，分为少阴热化证和少阴寒化证，阴虚质病人患少阴病易从热化，出现心悸不安、失眠、手足心热、舌红苔少等症，可予黄连阿胶汤治疗；阳虚质的病人则更易从寒化，出现畏寒、困倦乏力、四肢逆冷、舌淡苔白、脉微细等症，可予四逆汤治疗。故体质的差异是机体患病异同的关键。

中医体质是预防、治疗、用药与摄生的靶点。体质是决定疾病病理变化的内因，中医治病重视"治病求本"，从病证的源头来论，这个"本"指的就是人体的体质。临床诊病时，若能辨体、辨病与辨证相结合，重视体质与疾病及证候的内在联系，准确把握体质的偏颇，对疾病的转归和预后的判断、对临床诊断与用药施治都将具有非常重要的指导意义。故准确辨识患者的体质类型，根据体质类型确立治疗大法，是提高临床疗效的重要途径。

3. 体质的分型

自《黄帝内经》始至现代诸家，对体质的分型种类多样，分型的依据也各不相同。《黄帝内经》提出"阴阳二十五人"，将人按照"木火土金水"五行划分为二十五种体质。"医圣"张仲景《伤寒杂病论》虽未明确言明"体质"，但书中却有"强人""瘦人""羸人""喘家""疮家""淋家""呕家"等不同体型、不同体质类型人群辨证用药治疗的条文，这都表明体质分型是辨证论治的前提。现代医家对于体质的分型研究更是日益丰富，如匡调元[1]根据中医的病理特征将体质分为正常质、晦涩质、腻滞质、燥红质、迟冷质、倦㿠质。李燕[2]根据新生儿的生理功能特点将体质分为阳盛质、阴盛质、阴阳平和质。母国成[3]根据中医基础理论、五脏功能特点及阴阳气血津液的有余与不足，将体质分为无力质、苍白质、黏液质、紫滞质、迟弱质、盗热质、冷激质、奋力质、结障质。田代华[4]提出十二分法，即阴虚型、阴寒型、阳虚型、阳热型、气虚型、气滞型、血虚型、血瘀型、津亏型、痰湿型、动风型、蕴毒型。黄煌[5]根据遣方用药提出了"药人""方人"的体质分型方法，"药人"指适合长期服用某种药物及其类方的体质类型，并把其分为桂枝体质、麻黄体质、柴胡体质、黄芪体质、大黄体质、半夏体质[6]等；"方人"指本方有效且适合长期服用此方的体质，包括温经汤体质、炙甘草汤体质、黄芪桂枝五物汤体质等。人体是个复杂的生命结构，其体质分型迥异，丰富多样，最终目的都只为能更好地指导临床，提高临床疗效。尽管体质分类多种多样，但究其根本，总离不开阴阳。可见，体质分类与中医辨证一样，都是在阴阳理论的指导下，通过总结同类病症的阴阳属性来进行判断，从而为体质调理提供依据。

4. 九种体质的基本内容

王琦教授在总结前人经验的基础上，根据阴阳气血、痰浊瘀血的偏颇提出中医体质九分法，将中医体质分为平和质、阳虚质、气虚质、阴虚质、气郁质、血瘀质、湿热质、痰湿质和特禀质[7]。九种体质是目前中医临床上应用最为广泛的体质分类法，其存在临床应用简便、易于掌握、适应范围广的优点。此外，王琦教授还确立了我国第一部指导和规范中医体质研究及应用的标准——《中医体质分类与判定》，为辨识体质及结合体质分类指导疾病防治、养生保健、健康管理等提供了依据，促进了中医体质分类规范化发展。故本书在提及九种体质时，判断标准引用了该分类方法。

表 2-1-1　九种体质的生理病理特征

平和质	阴阳平和，少生病，易治疗
阳虚质	阳气不足，常怕冷，易生寒
气虚质	脾肺气虚，常外感，易疲劳
阴虚质	阴液不足，常内热，易烦躁
气郁质	肝气郁结，常郁闷，易胀痛
瘀血质	循环不畅，常疼痛，易生瘤
痰湿质	湿滞明显，常闷胀，易沉重
湿热质	温热明显，常尿黄，易带下
特禀质	先天不足，遗传病，易过敏

　　2009 年 4 月 9 日，由中华中医药学会颁布《中医体质量表》及《中医体质分类与判定》标准，为九种体质的辨识提供了量表评价。该辨识方法以患者主观自我评价为主，存在条目较多、条目专业内容难以被充分理解、专业诊断信息获取困难等问题，故测试结果受被测者文化背景、对条目理解程度等多因素影响较大，影响对体质的客观判断。医用红外热成像技术作为功能性影像检测设备，通过收集人体体表各部位因温度差异所辐射出的不同红外线，进而转换成红外热态图并加以分析，在一定程度上能客观、可视化地反映脏腑的寒热情况及气血的阴阳虚实盛衰，故可用于中医体质的热力学研究。笔者团队自 2010 年以来从事中医体质的热力学研究，在应用红外热成像辨识中医体质方面已具备成熟、规范、系统的理论与技术，兹论述如下。

第二节　平和质的热力学研究

表 2-2-1　平和质的基本内容

概念	表现为体态适中、面色红润、精力充沛、脏腑功能强健壮实的一种体质状态
形体特征	体型匀称健壮
心理特征	性格随和开朗
常见表现	面色红润有光泽，头发浓密，双目炯炯有神，鼻色明润，嗅觉通利，味觉正常，唇色红润，精力充沛，不易疲劳，脏腑功能强健，性情和顺，待人和善，睡眠质量较好，胃口良好，二便正常，舌色淡红，苔薄白，脉象柔和有神
发病倾向	平时较少生病
对外界环境适应能力	耐受寒热，对自然环境和社会环境适应能力较强

表 2-2-2　《中医体质量表》平和质的判定条目

平和质	没有	很少	有时	经常	总是
您精力充沛吗？					
您容易疲乏吗？					
您说话声音低弱无力吗？					
您感到闷闷不乐、情绪低沉吗？					
您比一般人耐受不了寒冷（冬天的寒冷，夏天的冷空调、电扇等）吗？					
您能适应外界自然和社会环境的变化吗？					
您容易失眠吗？					
您容易忘事（健忘）吗？					

平和质人体的红外热结构图及其特征

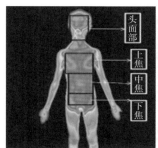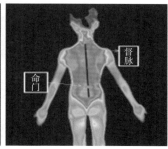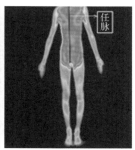

图 2-2-1　平和质红外热结构特征

平和质人体的红外热结构特征（图 2-2-1）：①人体表面热源分布均匀，督脉红外轨迹显示连续；②躯干左右温度分布基本对称，四肢的温度低于躯干温度，且随着离心脏距离越远，温度越来越降低；③躯干部下焦的温度要高于中焦、中焦高于上焦。以红外热成像仪测取受检者的双侧腋温，取双侧腋温平均值作为参照温度，称为 T$_腋$，督脉的平均温度，称为 T$_督$，ΔT$_{腋温-督脉}$ 的均温约为 -0.75℃，ΔT$_{腋温-命门}$ 的均温约为 -0.83℃，ΔT$_{腋温-下焦}$ 的均温约为 -0.12℃，ΔT$_{腋温-中焦}$ 的均温约为 0.18℃，ΔT$_{腋温-上焦}$ 的均温约为 0.03℃（表 2-2-3）。

表 2-2-3　平和质热结构数据表（ΔT，℃）

观察区域	ΔT 大椎
ΔT$_{腋温-下焦}$	-0.12±0.24
ΔT$_{腋温-中焦}$	0.18±0.26
ΔT$_{腋温-上焦}$	0.03±0.40
ΔT$_{腋温-督脉}$	-0.75±0.38
ΔT$_{腋温-命门}$	-0.83±0.36

注：ΔT 是一个差值，表示腋温与相应经络穴区红外皮温的温度差值，ΔT 越高，则表示该经络穴区的红外皮温越低。

为什么平和质人体会呈现这样的温度分布呢？在《黄帝内经》中，古人通过大量的观察，对人体生理性的阴阳结构已经有了充分的描述。《素问·生气通天论》云："自古通天者，生之本，本于阴阳。"由此可知，阴阳是人体的立命之本。《灵枢·通天》曰："阴阳和平之人，其阴阳之气和，血脉调。"阴阳气血调和，是人体健康的基本状态。然阴阳调和是一种广泛的抽象的说法，那何为人体具体的"阴阳调和"状态呢？《素问·生气通天论》曰："阴平阳秘，精神乃治。""阴平阳秘"强调了正常人体的阴阳分布即平和质人群的阴阳调和状态。那何为"阴平阳秘"呢？"阳秘"也可作"阳密"，是指阳相对于阴的位置是在内在下的，所以我们可以看到平和质人体的红外热成像特征表现为躯干的温度高于四肢。清代医家黄元御在阐述阴阳关系时，认为"阳自至阴之位而升之，使阴不下走；阴自至阳之位而降之，使阳不上越。上下相包，阴平阳秘，是以难老……阳如珠玉，阴如蚌璞，含珠于蚌，完玉以璞。"这是对阳在内、阴在外的阴阳位置关系的直观描述。如《周易·象传》中所云："天地交而万物通也，上下交而其志同也，内阳而外阴，内健而外顺。"只有维持内阳外阴的本体结构，方能沉疴不起，如若反其道，则百病始生。

事实上，人体各部分的温度在一定程度上因对比而产生重要的临床意义，这就像我们平常中医学所述的阴阳。从上述平和质的红外热成像特征分布出发，将躯干和四肢做比较，则躯干的温度高于四肢；单就躯干而言，命门的温度最高，且下焦的温度高于中焦，中焦的温度高于上焦，督脉的温度高于任脉。这就刚好印证了："督脉为阳脉之海，任脉为阴脉之海""督脉总督诸阳""任脉总任诸阴"。命门藏于下焦，内含有真阳（真火）、真阴（真水），五脏六腑以及整个人体的生命活动都依靠它来激发和主持，近代的观点多倾向于命门主要是藏"真火"，因而称之为"命门火"或"命火"。命门之火为纯阳之火，是一切生命活动的原动力，故而该部位的温度最高。平和质的红外热成像特征可视化地反映了正常人体内阳外阴的本体结构，客观化地呈现了人体"阴平阳秘"的状态。

第三节　阳虚质的热力学研究

表 2-3-1　阳虚质的基本内容

概念	由于体内阳气不足、以虚寒现象为主要特征的体质类型
形体特征	肌肉松软不实
心理特征	性格多沉静、内向
常见表现	平素畏冷，手足不温，面色㿠白，口淡不渴，喜热饮食，兼有神疲乏力，精神不振，大便稀薄，小便清长或尿少不利，舌质淡，苔白滑，脉沉迟无力
发病倾向	阳虚可见于多脏腑病变，常见有心阳虚、脾阳虚、肾阳虚及胞宫虚寒证等。阳虚可导致血瘀、痰饮等病理产物堆积，故易患痰饮、肿胀、泄泻、中风、胸痹等病
对外界适应能力	耐夏不耐冬；易感风、寒、湿邪

表 2-3-2　《中医体质量表》阳虚质的判定条目

阳虚质	没有	很少	有时	经常	总是
您手脚发凉吗？					
您胃脘部、背部或腰膝部怕冷吗？					
您感到怕冷、衣服比别人穿得多吗？					
您比一般人耐受不了寒冷（冬天的寒冷，夏天的冷空调、电扇等）吗？					
您比别人容易患感冒吗？					
您吃（喝）凉的东西会感到不舒服或者怕吃（喝）凉的东西吗？					
您受凉或吃（喝）凉的东西后，容易腹泻（拉肚子）吗？					

阳虚质人体的红外热结构图及其特征

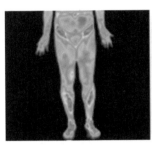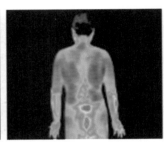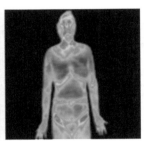

图 2-3-1　阳虚质红外热结构特征

阳虚质人体热结构特征（图 2-3-1）：①经络穴区之督脉红外轨迹显示断续或不显影，呈冷偏离；②双肾区、中焦呈冷偏离分布。以红外热成像仪测取受检者的双侧腋温，取双侧腋温平均值作为参照温度，称为 T腋，$\Delta T_{腋温-督脉}$ 的均温约为 1.38℃，$\Delta T_{腋温-中焦}$ 的均温约为 1.41℃，$\Delta T_{腋温-双肾区}$ 的均温约为 3.34℃，$\Delta T_{腋温-左掌心}$ 的均温约为 2.47℃，$\Delta T_{腋温-右掌心}$ 的均温约为 2.48℃（表 2-3-3）。

表 2-3-3　阳虚质热结构数据表（ΔT，℃）

观察区域	ΔT 值
$\Delta T_{腋温-督脉}$	1.38±0.46
$\Delta T_{腋温-中焦}$	1.41±0.45
$\Delta T_{腋温-双肾区}$	3.34±1.23
$\Delta T_{腋温-左掌心}$	2.47±0.31
$\Delta T_{腋温-右掌心}$	2.48±0.39

注：ΔT 是一个差值，表示腋温与相应经络穴区红外皮温的温度差值，ΔT 越高，则表示该经络穴区的红外皮温越低。若 0.5℃＜ $\Delta T_{腋-中焦}$ ＜ 1.0℃则为轻度，1.01℃＜ $\Delta T_{腋-中焦}$ ＜ 2.0℃则为中度，$\Delta T_{腋-中焦}$ ＞ 2.01℃则为重度。

为什么阳虚质群体的红外热成像图中焦、双肾区的温度和腋温会有如此大的温差呢？中医将气分为阴阳，同时非常重视阳气在人体生命活动中的主导作用。《素问·生气通天论》中提到"阳气者，若天与日，失其所，则折寿而不彰。故天运当以日光明"，阐述了阳气对于人体健康的重要性。那么什么是阳气呢？阳气主要来源于先天的肾阳和后天的脾阳，"肾阳为根，脾阳为继"。阳气对机体有温煦、推动、激发、兴奋及防御外邪等作用，阳气不足的人则身体失于温煦，表现一派寒象。《素问·痹论》言："其寒者，阳气少，阴气多，与病相益，故寒也。"《景岳全书·杂证谟》指出"阳虚者多寒，非谓外来之寒，但阳气不足，则寒生于中也"，说明阳虚质的寒象主要由于内在脏腑功能的异常，究其根本归咎于脾阳与肾阳亏虚。唐代孙思邈在《千金翼方·养老大例》中指出："人年五十以上，阳气日衰……人至晚年，阳气衰，故手足不暖，下元虚惫，动作艰难。"肾为先天之本，命门之火不足，火不暖土，则脾阳亏虚，因而阳虚体质在临床上常常表现为肢体畏寒、腰腹冷痛、泄泻、困倦、宫寒、阳痿、下肢水肿等各种脾肾阳虚证之寒象，故在红外热成像图上表现为中焦与双肾区呈冷偏离分布。督脉为"阳脉之海"，"总督诸阳"，可调节全身阳经经气，统摄诸阳经，对全身阳经的气血起着溢蓄、渗灌和调节作用，若督脉不畅，阳气无法正常输布，也能导致阳虚之象。综上，阳虚质人群先天元阳不足，下焦虚寒，火不暖土，致中焦虚寒，或督脉不通，阳气不振，故而在红外热成像图中督脉红外轨迹不连续或不显影，中焦、双肾区呈现出冷偏离状态。

第四节　气虚质的热力学研究

表 2-4-1　气虚质的基本内容

概念	由于元气不足，以气息低弱、机体及脏腑功能状态低下为主要特征
形体特征	肌肉不健壮
心理特征	性格内向，情绪不稳定，胆小，不喜欢冒险
常见表现	精神疲惫，少气懒言，气短声低，接不上气，喜欢安静，平素容易感冒，常出虚汗，经常感到疲乏无力，或有头晕目眩，活动后加重，舌质淡嫩，脉象虚弱

发病倾向	气虚常可导致多种病理变化，可致气滞、血瘀等，多发虚劳、中风等病；平时体质虚弱，易患感冒；或发病后因抗病能力弱而难以痊愈；易患内脏下垂
对外界适应能力	不耐受寒邪、风邪、暑邪、湿邪

表 2-4-2 《中医体质量表》气虚质的判定条目

气虚质	没有	很少	有时	经常	总是
您容易疲乏吗？					
您容易气短（呼吸短促，接不上气）吗？					
您容易心慌吗？					
您容易头晕或站起时晕眩吗？					
您比别人容易患感冒吗？					
您喜欢安静、懒得说话吗？					
您说话声音低弱无力吗？					
您活动量稍大就容易出虚汗吗？					

气虚质人体的红外热结构图及其特征

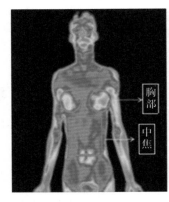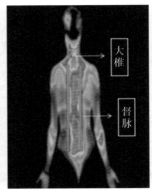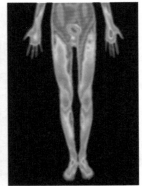

图 2-4-1 气虚质的红外热结构特征

气虚质人体热结构特征（图 2-4-1）：①督脉红外轨迹显示连续；②背

部双侧膀胱经（男性可见前胸部）处呈凉偏离分布；③大椎、中焦呈凉偏离分布；④四肢红外显影正常。以红外热成像仪测取受检者的双侧腋温，取双侧腋温平均值作为参照温度，称为 T$_腋$，$\Delta T_{腋温-督脉}$ 的均温约为 −0.41℃，$\Delta T_{腋温-大椎}$ 的均温约为 0.57℃，$\Delta T_{腋温-中焦}$ 的均温约为 0.35℃（表 2-4-3）。

表 2-4-3　气虚质热结构数据表（ΔT，℃）

观察区域	ΔT 值
$\Delta T_{腋温-督脉}$	−0.41±0.36
$\Delta T_{督脉-大椎}$	0.57±0.26
$\Delta T_{腋温-中焦}$	0.35±0.25

注：ΔT 是一个差值，表示腋温与相应经络穴区红外皮温的温度差值，ΔT 越高，则表示该经络穴区的红外皮温越低。

为什么气虚质会出现上述红外热结构特征呢？《难经·八难》曰："气者，人之根本也。"《类经·摄生类》又曰："人之有生，全赖此气。"精、气、神又被称为人身"三宝"，说明"气"在人体生理活动中的重要性。人体之气的生理功能主要体现在机体对外界的适应能力、自我调节能力、防病抗病能力、新陈代谢等方面，气虚体质必然会出现相应的气的功能异常改变，从而出现相应的临床症状。

经络循行中六阳经与督脉共同交会于大椎穴，大椎穴被称为"三阳与督脉之会"，是人体阳脉的"入海口"，也常被视作人体抵御外邪入侵的门户。而"气虚乃阳虚之渐，阳虚为气虚之甚"，故气虚体质的人常常在"入海口"表现出经气不足，在红外热态图中表现为大椎穴处呈凉偏离状态。气虚质因还未到阳虚生寒的程度，故而总督诸阳的督脉连续性尚可，呈现热偏离分布。脾胃为气血化生之源，《灵枢·营卫生会》曰："人受气于谷，谷入于胃，以传于肺，五脏六腑，皆以受气。"谷入于胃，得益于脾胃运化功能，化生为水谷精微以布散全身，传于脏腑，蓄灌脏腑之经气。饮食水谷是后天之气的主要来源，饮食水谷充足与否、脾胃功能正常与否直接影响着气的形成，正如李东垣在《脾胃论·脾胃虚实传变论》谈到"元气之充足，皆由脾胃之气无所伤，而后能滋养元气，若胃气之本弱，饮食自倍，则脾胃之气既伤，而元气亦不能充，而诸病之所由生也。"脾胃为后天之本，脾胃损伤，则气血生化乏源，是形成气虚体质的主要原因，气虚为阳虚的初发状态，故气虚质在红外热成像图上常常表现为中焦脾胃呈凉偏离分布。肺主气，气虚则卫外不固，卫阳失守，肺失于温煦，在红外热成像图上，可以观察到男性前胸部双肺投影区呈冷偏离分布；因受乳房脂肪层的影响，无法监测到女性前胸部双肺投影区的热态分布。膀胱经为足太阳所系，为人体之"藩篱"，为肺卫之气所布散之处，肺卫气虚，外邪袭表，首犯肺卫及太阳，故而膀胱经呈凉偏离。

第五节　阴虚质的热力学研究

表 2-5-1　阴虚体质的基本内容

概念	由于体内津液、精血等阴液亏少，以阴虚内热为主要特征的体质状态
形体特征	形体消瘦
心理特征	脾气较为急躁，性格外向好动，比较活泼
常见表现	皮肤偏干，易生皱纹；平时容易口咽干燥，唇红微干，牙痛，咽痛，易出现口腔溃疡，心中有烦躁，手足心发热，时有盗汗，喜欢喝冷饮，小便短黄，大便干燥，舌质红，少苔，脉细数
发病倾向	平时容易出现阴亏燥热的病变，或者生病后容易出现阴亏症状。可见于多个脏器组织的病变，常见有肺阴虚、心阴虚、胃阴虚、肾阴虚等，并表现出各自脏腑相应的证候特征，如失眠、肺痨、便秘、消渴等
对外界适应能力	不耐热，耐冬不耐夏，不耐受暑、热、燥邪

表 2-5-2　《中医体质量表》阴虚质的判定条目

阴虚质	没有	很少	有时	经常	总是
您感到手脚心发热吗？					

续表

阴虚质	没有	很少	有时	经常	总是
您感觉身体、脸上发热吗？					
您皮肤或口唇干吗？					
您口唇的颜色比一般人红吗？					
您容易便秘或大便干燥吗？					
您面部两颧潮红或偏红吗？					
您感到眼睛干涩吗？					
您感到口干咽燥、总想喝水吗？					

阴虚质人体的红外热结构图及其特征

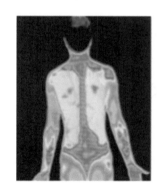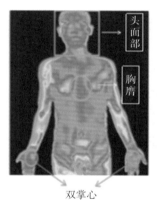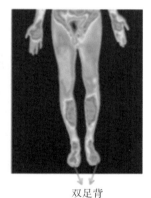

图 2-5-1 阴虚质的红外热结构特征

阴虚质人体热结构特征（图 2-5-1）：①督脉红外轨迹连续性可；②头面部、胸膺部、双掌心、双足背呈热偏离分布。以红外热成像仪测取受检者的双侧腋温，取双侧腋温平均值作为参照温度，称为 $T_{腋}$，$\Delta T_{腋温-督脉}$ 的均温约为 $-0.57℃$，$\Delta T_{腋温-胸膺}$ 的均温约为 $-0.46℃$，$\Delta T_{腋温-头面部}$ 的均温约为 $-0.30℃$，$\Delta T_{腋温-左掌心}$ 的均温约为 $-0.13℃$，$\Delta T_{腋温-右掌心}$ 的均温约为 $-0.14℃$，$\Delta T_{腋温-左足背}$ 的均温约为 $-0.39℃$，$\Delta T_{腋温-右足背}$ 的均温约为 $-0.44℃$（表 2-5-3）。

表 2-5-3　阴虚质热结构数据表（ΔT，℃）

观察区域	ΔT 值
$\Delta T_{腋温-督脉}$	-0.57 ± 0.22
$\Delta T_{腋温-胸膺}$	-0.46 ± 0.25
$\Delta T_{腋温-头面部}$	-0.30 ± 0.2
$\Delta T_{腋温-左掌心}$	-0.13 ± 0.53
$\Delta T_{腋温-右掌心}$	-0.14 ± 0.51
$\Delta T_{腋温-左足背}$	-0.39 ± 0.53
$\Delta T_{腋温-右足背}$	-0.44 ± 0.47

　　注：ΔT 是一个差值，表示腋温与相应经络穴区红外皮温的温度差值，ΔT 越高，则表示该经络穴区的红外皮温越低。

　　从上述红外热图中可看到，阴虚体质的个体四肢末梢温度升高，头面部温度升高。中医认为："阴气不足则内热，咽干嗌燥""阴虚则阳亢"，故在红外热成像图上，阴虚体质之人躯干呈弥漫性热偏离分布。肾为五脏六腑之根本，乃水火之宅，寓有真阴而含真阳，肾阴对机体各个脏腑组织器官起着滋养、濡润的作用。体内阴液亏少，其滋润、濡养等作用减退，同时由于体内的阴液不足，不能制约人体的阳气，从而形成了阴虚内热、阴虚火旺等病机，临床上多表现为口干咽干、手足心热、盗汗等虚热症状，故双掌心、双足背呈热偏离分布。《素问·调经论》指出："阴虚生内热奈何？""有所劳倦，形气衰少，谷气不盛，上焦不行，下脘不通，胃气热，热气熏胸中，故内热。"阴虚体质多伴随有肾阴不足，肾水不能上济心火，则心火偏亢，故在临床上多表现为胸中烦热，在红外热结构图上即表现为胸膺部呈现热偏离分布。心火偏亢，火性炎上，虚阳上浮，故头面部呈热偏离分布。

第六节　气郁质的热力学研究

表 2-6-1　气郁体质的基本内容

概念	由于长期情志不畅、气机阻滞而形成的以性格内向不稳定、忧郁脆弱、敏感多疑为主要表现的体质状态
形体特征	常以形体消瘦者居多
心理特征	性格内向不稳定，忧郁脆弱，敏感多疑
常见表现	常感到心里闷闷不乐，情绪低沉；遇到事情易紧张、焦虑不安、多愁善感；或容易受到惊吓；偶有乳房及两胁部胀痛；经常无缘无故地叹气，容易心慌，喉部常有堵塞感或异物感，容易失眠，以上诸证常常因情绪变化而增减，舌象多无明显变化，脉象多弦
发病倾向	临床常常表现为肝气郁结、肝胃不和等，并且表现出相应的症状，气郁日久可郁而化热、化火；气机不利，又可以影响水液代谢而出现痰湿等症，如失眠、抑郁、月经不调、脏躁、梅核气、百合病、胃肠功能紊乱、更年期综合征等
对外界适应能力	对精神刺激适应能力较差；不喜欢秋冬季节和阴雨天气

表 2-6-2　《中医体质量表》气郁质的判定条目

气郁质	没有	很少	有时	经常	总是
您感到闷闷不乐、情绪低沉吗？					
您容易精神紧张、焦虑不安吗？					
您多愁善感、感情脆弱吗？					
您容易感到害怕或受到惊吓吗？					
您胁肋部或乳房胀痛吗？					
您无缘无故叹气吗？					
您咽喉部有异物感，且吐之不出、咽之不下吗？					

气郁质人体的红外热结构图及其特征

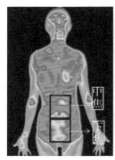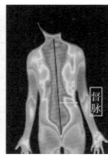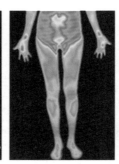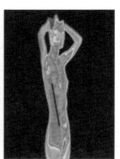

图 2-6-1　气郁质红外热成像特征

气郁质人体热结构特征（图 2-6-1）：①督脉红外轨迹显示弥漫连续；②胸胁皮温高，躯干散在弥漫性热偏离分布；③督脉、左胁及右胁呈热偏离分布，且左胁皮温稍高于右胁。以红外热成像仪测取受检者的双侧腋温，取双侧腋温平均值作为参照温度，称为 $T_{腋}$，$\Delta T_{腋温-督脉}$ 的均温约为 –0.33℃；$\Delta T_{腋温-左胁}$ 的均温约为 –0.56℃；$\Delta T_{腋温-右胁}$ 的均温约为 –0.60℃，$\Delta T_{腋温-中焦}$ 的均温约为 0.46℃，$\Delta T_{腋温-左掌心}$ 的均温约为 0.55℃，$\Delta T_{腋温-右掌心}$ 的均温约为 0.46℃（表 2-6-3）。

表 2-6-3　气郁质热结构数据表（ΔT，℃）

观察区域	ΔT 值
$\Delta T_{腋温-督脉}$	–0.33±0.17
$\Delta T_{督脉-左胁}$	–0.56±0.17
$\Delta T_{督脉-右胁}$	–0.60±0.18
$\Delta T_{腋温-中焦}$	0.46±0.23
$\Delta T_{腋温-左掌心}$	0.55±0.22
$\Delta T_{腋温-右掌心}$	0.46±0.23

注：ΔT 是一个差值，表示腋温与相应经络穴区红外皮温的温度差值，ΔT 越高，则表示该经络穴区的红外皮温越低。

气郁质以气机郁滞为主要病理特征，肝是调畅气机的主要脏腑，《血证论》曰："以肝属木，木气冲和条达，不致遏郁，则血脉通畅。"肝性喜条达而恶抑郁，主疏泄，可调畅人体的气机及情志。当肝的疏泄功能失常，则肝经经气不利，气机郁结，气血运行不畅，而足厥阴肝经"布胁肋"，故在临床症状上表现为乳房及两胁部胀痛，多愁善感。肝经气机运行不利，郁而化热，在红外热结构图上则表现为双胁肋区呈热偏离。"肝象木，旺于春，春阳发生，故生于左也；肺象金，旺于秋，秋阴收杀，故藏于右也。"《素问·阴阳应象大论》云："左右者，阴阳之道路也。"《素问·方盛衰论》云："阳从左，阴从右。"左升右降，故红外热成像图上左胁均温稍高于右胁。《张氏医通·卷十一》曰："肝脏升发之气，生气旺则五脏环周，生气阻则五脏留著。"肝体阴而用阳，内寄相火，其性刚烈，肝气易郁、易逆，肝阳易亢，易化火生风，而督脉为阳脉之海，其经络走向与足厥阴肝经交汇于颠顶，肝气郁结，气郁化火，肝阳上亢，则肝气夹火循经上行至颠顶，汇入于督脉，致督脉红外轨迹连续弥漫而呈热偏离分布。

第七节　血瘀质的热力学研究

表 2-7-1　血瘀体质的基本内容

概念	体内有血液运行不畅的潜在倾向或瘀血内阻的病理基础，并表现出一系列外在征象的体质状态
形体特征	胖瘦均见
心理特征	容易烦躁，健忘
常见表现	患者常常表现为面色黧黑、唇甲青紫，眼眶经常黯黑；皮肤常无故出现皮下紫斑，或肌肤甲错，或腹壁青筋；疼痛常为固定不移的刺痛，常在夜间疼痛加重。舌有紫色斑点，舌下络脉曲张，脉多细涩或结、代
发病倾向	瘀血可以阻滞于各种脏器、组织，并且表现出相应脏腑、组织的证候特点，容易患出血、中风、冠心病等
对外界适应能力	不耐受风邪、寒邪

表 2-7-2 《中医体质量表》血瘀质的判定条目

血瘀质	没有	很少	有时	经常	总是
您的皮肤在不知不觉中会出现青紫瘀斑（皮下出血）吗？					
您两颧部有细微血丝吗？					
您身体有哪里疼痛吗？					
您面色晦黯或容易出现黄褐斑吗？					
您容易有黑眼圈吗？					
您容易忘事（健忘）吗？					
您口唇颜色偏黯吗？					

血瘀质人体的红外热结构图及其特征

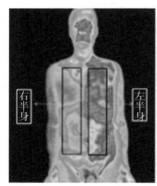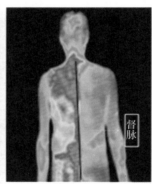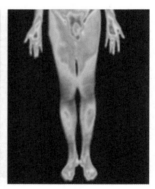

图 2-7-1 血瘀质的红外热结构特征

血瘀质人体热结构特征（图 2-7-1）：①督脉红外轨迹显示断续，呈冷偏离分布；②躯干左右半身均温呈不对称热态分布；③中焦呈冷偏离；④四肢红外显影正常。以红外热成像仪测取受检者的双侧腋温，取双侧腋温平均值作为参照温度，称为 $T_{腋}$，$\Delta T_{腋温-督脉}$ 的均温约为 1.17℃；$\Delta T_{腋温-中焦}$ 的均温约为 1.35℃；$\Delta T_{|左半身-右半身|}$ 的均温约为 0.54℃（表 2-7-3）。

表 2-7-3　血瘀质热结构数据表（ΔT，℃）

观察区域	ΔT 值
$\Delta T_{腋温-督脉}$	1.17 ± 0.70
$\Delta T_{腋温-中焦}$	1.35 ± 0.56
$\Delta T_{|左半身-右半身|}$	0.54 ± 0.03

注：ΔT 是一个差值，ΔT 越高，则表示该经络穴区的红外皮温越低。

为什么血瘀质会出现上述红外热结构特征呢？气与血是脏腑经络等组织器官进行生理活动的物质基础，二者一阳一阴，行于脉中，充斥周身，相互关联，相互影响。中医认为"气能生血，气能行血，气能统摄血液"，"气为血之帅，气行则血行"。《黄帝内经》云"阳化气，阴成形"，人体以阴阳为本，瘀血是阳气亏虚无力推动血液运行所形成的病理产物，而当人体内大量瘀血内积，常常会导致气血运行不畅，不通则痛；气血不能濡养肌肤，故见肌肤干涩，肌肤甲错。夜间阳气内藏，阴气用事，血行缓慢，气血运行更加滞涩，故而疼痛等不适症状常常在夜间会加重。"久病入络，久病多瘀"，久病常会伴随有机体气的运行障碍，故无力鼓动血液的运行，则造成瘀血。《素问·离合真邪论》云："夫邪之入于脉也，寒则血凝泣。"而阳虚则内寒，寒则经脉凝泣；督脉为人体"阳脉之海"，统率和联络调节全身阳经气血，总督一身阳气，阳气亏虚，导致督脉经气亏虚，故而在红外热成像图上呈现冷偏离。中焦为后天脾胃化生气血之所，阳气亏虚，脾阳失于温煦，则中焦呈冷偏离分布。"左右者，阴阳之道路也"，阴阳失衡，瘀血阻滞，周身气血运行受阻，易造成人体左右半身气血运行不畅，呈现不对称热态分布。

临床上，中风后遗症期的患者病机多为气虚血瘀，通过红外热成像技术观察此类患者，常可发现患者左右半身呈明显的不对称热态分布（图2-7-2）。

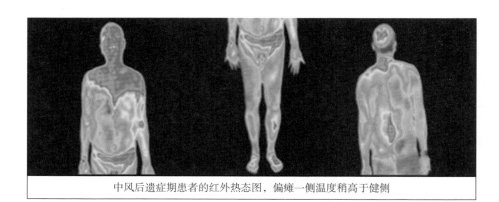

中风后遗症期患者的红外热态图，偏瘫一侧温度稍高于健侧

图 2-7-2　中风后遗症期病人的红外热结构图

第八节　湿热质的热力学研究

表 2-8-1　湿热体质的基本内容

概念	以湿热内蕴为主要特征的体质状态，称为"湿热质"
形体特征	形体中等或偏瘦
心理特征	性格多急躁易怒
常见表现	面部和鼻尖常见油光发亮，易生粉刺、疮疖；常感到口苦、口臭或嘴里有异味，肢体沉重；女性常带下色黄，男性阴囊多见潮湿多汗；经常大便黏滞不爽，小便有灼热感，尿色发黄；舌苔多黄腻，脉象多滑数
发病倾向	湿热常常容易蕴结中下焦，可出现痤疮、湿疹、酒渣鼻、脂溢性皮炎、疮疖、黄疸、火热等病证
对外界适应能力	较难适应潮湿环境或气温偏高，尤其夏末秋初，湿热交蒸的气候环境

表 2-8-2　《中医体质量表》湿热质的判定条目

湿热质	没有	很少	有时	经常	总是
您面部或鼻部有油腻感或者油亮发光吗？					
您易生痤疮或疮疖吗？					

续表

湿热质	没有	很少	有时	经常	总是
您感到口苦或嘴里有异味吗？					
您大便黏滞不爽、有解不尽的感觉吗？					
您小便时尿道有发热感、尿色浓（深）吗？					
您带下色黄（白带颜色发黄）吗？（限女性回答）					
您的阴囊部位潮湿吗？（限男性回答）					

湿热质人体的红外热结构图及其特征

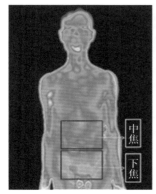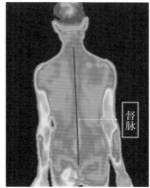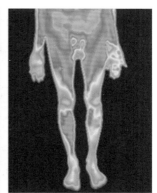

图 2-8-1 湿热质红外热结构特征

湿热质人体热结构特征（图 2-8-1）：①督脉红外轨迹显示弥漫，呈热偏离分布；②腹部升结肠、降结肠投影区呈异常高热态；③中焦、下焦呈热偏离分布。以红外热成像仪测取受检者的双侧腋温，取双侧腋温平均值作为参照温度，称为 $T_{腋}$，$\Delta T_{腋温-督脉}$ 的均温约为 $-0.74℃$；$\Delta T_{下焦-中焦}$ 的均温约为 $0.30℃$，$\Delta T_{中焦-上焦}$ 的均温约为 $0.25℃$，$\Delta T_{下焦-上焦}$ 的均温约为 $0.46℃$（表 2-8-3）。

表 2-8-3　湿热质热结构数据表（ΔT，℃）

观察区域	ΔT 值
ΔT 腋温 – 督脉	-0.74±0.89
ΔT 下焦 – 中焦	0.30±0.22
ΔT 中焦 – 上焦	0.25±0.31
ΔT 下焦 – 上焦	0.46±0.36

注：ΔT 是一个差值，ΔT 越高，则表示该经络穴区的红外皮温越低。

　　湿热质以湿热内蕴为主要特征，那为什么会出现中焦的热结构变化呢？这要从湿热质的形成机制来说明。叶天士《临证指南医案》中写到："若其人色苍赤而瘦，肌肉坚结者，其体属阳，此外感湿邪，必易于化热；若内生湿邪，多因膏粱酒醴，必患湿热、湿火之症。"此经文详细描述了湿热体质的特征，在外在形态上表现为面色红赤、体型消瘦、肌肉结实。在成因上，多因嗜食肥甘厚腻、酒醴炙物，最终影响脾胃运化，湿邪不化，蕴久化热，而酿湿热。

　　若过食肥腻厚味，味厚则发热，如《素问·奇病论》中所云："肥者令人内热。"《证治汇补·脾胃》指出："脾属阴，主湿化；胃属阳，主火化。伤在脾者，阴不能配阳而胃阳独旺，则为湿凡饮食失节，加之七情六淫，使脾土受伤，转输之官失职，胃虽受谷而不能运化，则清浊相混，壅塞中焦。津液不归正化而成湿，气机郁滞不畅而生热，遂致湿热体质。"阳明为燥土，湿邪易从热化而发湿热，故湿热多归于阳明。薛雪在《湿热论》中也提到："湿热病属阳明、太阴经者居多。"而太阴脾土与阳明胃土位于中焦，故而中焦呈现热偏离分布。中焦脾胃湿热阻滞，湿热之邪下注肠道，则肠道气机阻滞，肠腑不通，久而化热，故而升、降结肠投影区呈高热态。督脉统摄诸阳经气血，阳明经多气多血，湿热之邪阻滞阳明，随经气渗灌督脉，故督脉亦呈现热偏离。

第九节　痰湿质的热力学研究

表 2-9-1　痰湿体质的基本内容

概念	由于体内水液内停而致痰湿停聚，临床上表现以黏滞重浊为主要体征的体质状态
形体特征	形体偏胖，腹部肥满松弛
心理特征	性格温和沉稳、谦恭豁达，平素遇事善于忍耐
常见表现	喜食肥甘厚腻，形体肥胖，身体沉重，皮肤油脂分泌较多。易出汗且黏腻；面色淡黄而暗，眼胞微浮；口中黏腻，痰多；胸部满闷，腹部胀满；容易困倦，懒动、嗜睡；大便正常或不实，小便不多或微浊。舌体胖大，舌苔白腻，脉濡而滑
发病倾向	平素易出现痰湿阻滞气机、经络的病变，多导致心肺脾等脏器功能障碍，如咳嗽、痿证、泄泻、肺胀、胸痹、眩晕、消渴、中风等，且存在迁延反复的特点
对外界适应能力	对梅雨季节及湿环境适应能力差

表 2-9-2　《中医体质量表》痰湿质的判定条目

痰湿质	没有	很少	有时	经常	总是
您感到胸闷或腹部胀满吗？					
您感到身体沉重不轻松或不爽快吗？					
您腹部肥满松软吗？					
您有额部油脂分泌多的现象吗？					
您上眼睑比别人肿（上眼睑有轻微隆起的现象）吗？					
您嘴里有黏黏的感觉吗？					
您平时痰多，特别是咽喉部总感到有痰堵着吗？					
您舌苔厚腻或有舌苔厚厚的感觉吗？					

痰湿质人体的红外热结构图及其特征

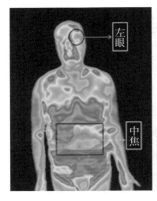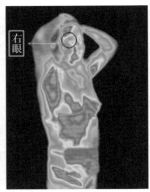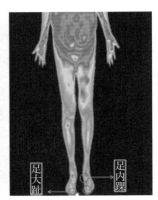

图 2-9-1 痰湿质的红外热结构特征

痰湿质人体热结构特征（图 2-9-1）：①双眼呈"八字征"或"腰果征"热偏离；②中焦腹部膨大，呈冷偏离；③督脉红外轨迹显示断续，呈冷偏离；④双足大趾或双内踝关节处呈热偏离。以红外热成像仪测取受检者的双侧腋温，取双侧腋温平均值作为参照温度，称为 $T_{腋}$，$\Delta T_{腋温-督脉}$ 的均温约为 1.05℃；$\Delta T_{腋温-中焦}$ 的均温约为 1.66℃，$\Delta T_{腋温-双肾区}$ 的均温约为 2.49℃，$\Delta T_{腋温-左眼}$ 的均温约为 −0.14℃，$\Delta T_{腋温-右眼}$ 的均温约为 −0.13℃（表 2-9-3）。

表 2-9-3 痰湿质热结构数据表（ΔT，℃）

观察区域	ΔT 值
$\Delta T_{腋温-督脉}$	1.05±0.62
$\Delta T_{腋温-中焦}$	1.66±0.75
$\Delta T_{腋温-双肾区}$	2.49±0.39
$\Delta T_{腋温-左眼}$	−0.14±0.60
$\Delta T_{腋温-右眼}$	−0.13±0.58

注：ΔT 是一个差值，表示腋温与相应经络穴区红外皮温的温度差值，ΔT 越高，则表示该经络穴区的红外皮温越低。

从上述红外热结构数据可以得出痰湿质人群存在督脉及中焦阳气不足，这如何解释呢？《诸病源候论》中提出："劳伤之人，脾胃虚弱，不能克消水浆，故为痰饮。"《景岳全书》中亦指出："夫人之多痰，皆由中虚使然。"中医理论认为"脾为生痰之源"。由此可见，脾胃虚弱是化生痰湿的基本病机，中焦为脾胃之所在，脾主运化水湿，喜燥而恶湿。若脾胃虚弱，则水液代谢失常，水液停留在体内易形成湿邪，而湿聚易生痰。痰湿之邪最易耗伤脾阳，故红外热成像图上，中焦呈现冷偏离。脾胃居于中焦，为气血化生之源，后天之本；脾阳亏虚，气血化生乏源，不能输布全身经络，则督脉经气不利，故督脉红外轨迹显示断续，呈现冷偏离。痰湿之邪易阻滞经络，足大趾及足内踝关节均为足太阴脾经所过之处，足大趾乃脾经气血生发之所，足内踝关节附近为脾经原气留止的部位。若脾为痰湿所困，脾经气血阻滞不通，郁久化热，故双大趾、双内踝关节呈现出热偏离。痰湿之邪易阻碍气机，致肝气疏泄不利，经脉气血瘀滞，而肝开窍于目，易致眼部脉络瘀阻，日久而化热，故双眼呈热偏离分布。

第十节　特禀质的热力学研究

表 2-10-1　特禀体质基本内容

概念	特禀体质又称特禀型生理缺陷、过敏，就是特殊禀赋的体质，是指由于遗传因素和先天因素所造成的特殊状态的体质，主要包括过敏体质、遗传病体质、胎传体质等
形体特征	过敏体质者一般无特殊；先天禀赋异常者或有畸形，或有生理缺陷
心理特征	随禀质不同而情况各异
常见表现	过敏体质，平时非感冒期也经常打喷嚏、流鼻涕；容易患哮喘，容易对药物、食物、气味、花粉等过敏；皮肤容易起荨麻疹
发病倾向	凡患遗传性疾病者，多表现为亲代有相同疾病；或出生时即有缺陷；若为过敏体质，易出现药物过敏、花粉过敏、哮喘等
对外界适应能力	适应能力差，过敏体质者对季节适应能力差

表 2-10-2 《中医体质量表》特禀质的判定条目

特禀质	没有	很少	有时	经常	总是
您没有感冒时也会打喷嚏吗？					
您没有感冒时也会鼻塞、流鼻涕吗？					
您有因季节变化、温度变化或异味等原因而咳喘的现象吗？					
您容易过敏（对药物、食物、气味、花粉或在季节交替、气候变化时）吗？					
您的皮肤容易起荨麻疹（风团、风疹块、风疙瘩）吗？					
您的皮肤因过敏出现过紫癜（紫红色瘀点、瘀斑）吗？					
您的皮肤一抓就红，并出现抓痕吗？					

特禀质人体的红外热结构及其特征

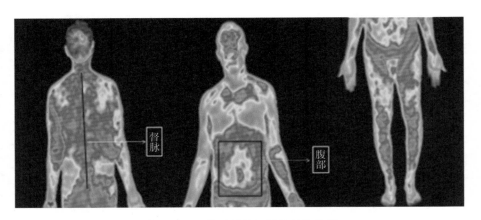

图 2-10-1　特赋质的红外热结构特征

　　特禀质人体的红外热态特征：督脉红外轨迹显示连续性欠佳，大腹部呈凉偏离，体表热源呈花斑样改变（图 2-10-1）。因特禀质在临床中较为少见，且指的是一类特殊人群体质，有可能包涵于其他八种体质类型中，在此不予赘述。

九种体质是目前中医临床上应用最为广泛的体质分类法，具有应用简便、易于掌握、适应范围广的优点。但在临床上时常会出现多种体质状态兼夹的情况，例如阳虚质常兼夹痰湿质，患者既有腰膝酸痛、阳痿、性欲减退、四肢冰冷等肾阳不足的症状，也有大腹便便、舌苔厚腻、大便溏烂等痰湿内蕴的特点，这就需要我们在治疗和调理中兼顾两种体质的干预。又如年长阳虚者，阳虚日久，往往合并阴虚，出现阴阳两虚质，故畏寒怕冷、腰膝酸软等阳虚症状和五心烦热、口干失眠等阴虚变化可以出现在同一个人身上。而按照九种体质调理方案，针对阳虚和阴虚的干预方案差别较大，较难在同一患者身上统一，给临床带来一定困惑，也为体质学的推广带来一定困难。可喜的是，兼夹体质与六经辨证颇为吻合，《伤寒论》是中医药的"方书之祖"，创立的六经辨证体系备受古今医家推崇，沿用至今，经久不衰。六经辨证以阴阳为总纲，从三阴"太阴、少阴、厥阴"、三阳"太阳、阳明、少阳"来阐释人体与外界气候环境互相交感之后的不同病理层次变化，而这样的病理层次变化是以个体的体质作为基础的。其中三阳病多指个体阳气充沛，正气尚且充足，感邪后病症轻，病程短，易恢复。三阴病多指个体阳气亏虚，正气不足，感邪后病症重，病程长，恢复较慢。笔者团队在多年的临床实践中发现六经体质与兼夹体质的高度相关性，故以《伤寒论》六经辨证为基础，结合中医体质学说的特点，提出中医六经体质学说，基于红外热成像技术构建六经体质红外模型，总括人体阴阳、脏腑、经络、气血不同病理生理表现的综合状态，指导经方在中医临床上的应用，并取得较好的临床效果。后文将向大家详细阐述六经体质。

附：血虚质的热力学研究

表 2- 附 -1　血虚质基本内容

概念	血虚体质是以人体之血亏虚为主要特征的体质状态
多发人群	多见于老年人、婴幼儿及女性
心理特征	性格内向，易于抑郁，多愁善感

续表

常见表现	少神，面部色泽萎黄或淡白，无光泽；形体消瘦；衰惫姿态；性格内向或易怒；毛发干枯脱落；头晕眼花；短气或少气；汗出；食欲减退；睡眠不佳；手足冰凉；便秘或排便不爽；舌质淡白；脉象多涩、微、芤、虚、弱等
发病倾向	失神或神乱、寒热、疼痛、惊悸怔忡、月经病证、产育病证等
对外界适应能力	适应能力差，不耐受风邪及寒邪

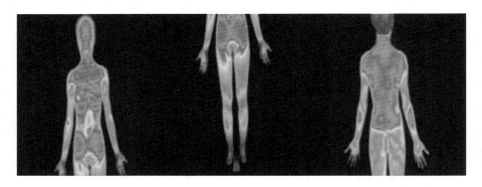

图 2- 附 -1　血虚质的红外热结构图及其特征

血虚质人体的红外热结构特征（图 2- 附 -1）：①督脉连续性良好，呈热偏离分布；②双上肢、双下肢至肘膝关节以下呈相对冷偏离，离躯干越远（双掌心、双足背）冷偏离越明显；③人体中焦、双肾区呈相对凉偏离。以红外热成像仪测取受检者的双侧腋温，取双侧腋温平均值作为参照温度，称为 $T_{腋}$，$\Delta T_{腋温-督脉}$ 的均温约为 $-0.24℃$，$\Delta T_{腋温-中焦}$ 的均温约为 $0.75℃$，$\Delta T_{腋温-双肾区}$ 的均温约为 $0.93℃$，$\Delta T_{腋温-左足背}$ 的均温约为 $3.35℃$，$\Delta T_{腋温-右足背}$ 的均温约为 $3.53℃$，$T_{腋温-左掌心}$ 的均温约为 $4.10℃$，$T_{腋温-右掌心}$ 的均温约为 $3.93℃$（表 2- 附 -2）。

表 2- 附 -2　血虚质热结构数据表（ΔT，℃）

观察区域	ΔT 值
$\Delta T_{腋温-督脉}$	-0.24 ± 0.14
$\Delta T_{腋温-双肾区}$	0.93 ± 0.75

续表

观察区域	ΔT 值
ΔT腋温－中焦	0.75±0.85
ΔT督脉－左足背	3.35±1.13
ΔT督脉－右足背	3.53±1.15
ΔT腋温－左掌心	4.10±1.50
ΔT腋温－右掌心	3.93±1.00

　　为什么血虚质会出现上述红外热结构特征呢?《灵枢·决气》曰:"中焦受气取汁,变化而赤,是谓血。"可见脾胃为血生化之源。《灵枢·经脉》曰:"人始生,先成精,精成而脑髓生,骨为干,脉为营,……血气乃行。"可见血气之行始于精,而"肾藏精"。因此,血的生成与脾肾功能关系密切,许多血虚体质之人脾肾功能不足[8];脾胃亏虚,则气血生化乏源,而中焦为脾胃之所在,故而出现凉偏离;肾精不足,则精不能化生阴血,故而双肾区呈凉偏离;脾主四肢肌肉,气血亏虚不能达四末,故而出现冷偏离。

参考文献

[1] 匡调元.中医病理研究[M].上海:上海科学技术出版社,1980:66

[2] 李燕.225例夏季出生足月健康新生儿体质分型观察[J].湖南中医学院学报,1996(1):20-22

[3] 母国成.中医体质学说及其异化[J].新中医,1983(9):3-9

[4] 田代华.论体质与证候[J].山东中医学院学报,1983,7(1):7-11

[5] 黄煌.经方的魅力[M].北京:人民卫生出版社,2007

[6] 黄煌.中医十大类方[M].南京:江苏科学技术出版社,2010:113-140

[7] 王琦.中医体质学2008[M].北京:人民卫生出版社,2009:452-466

[8] 李东涛,宋本胜,田代华.论血虚体质的特征[J].中国中医基础医学杂志,2002(2):16-18

第三章
六经体质的红外热力学研究

第一节　六经体质的基本内容

1. 六经的起源

六经源于《伤寒杂病论》三阴三阳经，书中并未言明"六经"，由于该书对后世医家在临证处方用药方面意义深远，沿用直至宋朝开始提出"六经"概念，明确其为三阴三阳经的代称，故《伤寒杂病论》三阴三阳辨证又称六经辨证。

三阳者分指太阳、阳明、少阳；三阴者分指太阴、少阴、厥阴。《素问·阴阳离合论》曰："圣人南面而立，前曰广明，后曰太冲，太冲之地，名曰少阴，少阴之上，名曰太阳，太阳根起于至阴，结于命门，名曰阴中之阳。中身而上，名曰广明，广明之下，名曰太阴，太阴之前，名曰阳明，阳明根起于厉兑，名曰阴中之阳。厥阴之表，名曰少阳，少阳根起于窍阴，名曰阴中之少阳。"

那么怎么来理解这一段话呢？首先，《黄帝内经》用六个空间方位来表示三阴三阳，如下图 3-1-1 所示，六经是一个立体的空间结构，当我们面南而立的时候，前面是广明，后面是少阴，人体前面的半身以上亦是广明，下面是太阴，太阴的前面是阳明，而少阴的上面是太阳。简而言之，就是用前后、左右、上下来代表六经。

我国传统文化将大自然的阴阳变化融入到方位的变化中，从图 3-1-2

中我们可以看出，北方属水，多寒冷；南方属火，多炎热；西方属金，其气凉；东方属木，其气温，即方位中带有五行和温度的概念，也蕴含着阴阳之气周而复始流动的过程。由此可见，三阴三阳是以人为参照，描述自然界六个不同方位阴阳多寡（即矢量）的一种表现。

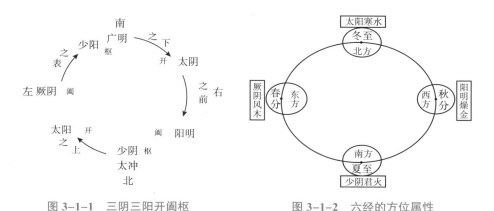

图 3-1-1　三阴三阳开阖枢　　　　图 3-1-2　六经的方位属性

其次，"三阴三阳"蕴含着经络的概念，使用经络来表示三阴三阳，即太阳根起于至阴，结于命门，名曰阴中之阳……太阴之前，名曰阳明，阳明根起于厉兑，名曰阴中之阳。厥阴之表，名曰少阳，少阳根起于窍阴，名曰阴中之少阳。

经络是人体与外环境能量交换的重要系统。经络作为内属脏腑、外络肢节的通路，亦受天地阴阳矢量的影响，从而参与人体疾病的发生、发展及转归。这一段话实际上是阐明了三阴三阳既可表示自然界阴阳的变化，也能表示自然界中阴阳的变化通过经络对人体的影响。

《黄帝内经》根据阴阳的多寡把阴阳分为三阴三阳，在三阳中，太阳为阳气最多，少阳为阳气最少，阳明为阳气居中。三阴中，太阴为阴气最重，少阴为阴气次之，厥阴为阴气最少。而三阴三阳最终在整体上又能以一阴一阳的结构表示出来。

《素问·阴阳离合论》曰："是故三阳之离合也，太阳为开，阳明为阖，少阳为枢。三经者，不得相失也，搏而勿浮，命曰一阳。是故三阴之离合也，太阴为开，厥阴为阖，少阴为枢。三经者，不得相失也，搏而勿沉，名曰一阴。"那么开、阖、枢又是什么意思呢？它是指阴阳之气的动态变化。清代医家张志聪注："开主外出，阖主内入，枢主外内之间，若搏于中而勿浮，则合而为一阳矣。"意思是开主向外，阖主向内收，枢主内外之间，"枢"用形象的比喻来说，相当于门的轴或者是汽车转动的轴。

为什么太阳为开，少阳为枢，阳明为阖呢？顾植山教授认为，太阳在东北方，冬至过后，正是阳气渐开之时，故为阳之"开"；阳明在西北方，阳明渐收，藏合于阴，故为阳之"阖"；少阳在南方，夏至太阳回归，阴阳转枢于此，故为阳之"枢"。三阴之开、阖、枢同理：太阴在西南，夏至以后，阴气渐长，故为阴之"开"；厥阴居东向南，阴气渐消，并合于阳，故为阴之"阖"；少阴在正北方，冬至阴极而一阳生，故为阴之"枢"（图3-1-3）。

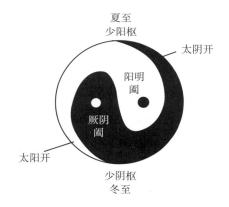

图3-1-3　六经的开阖枢方位

2. 六经的特点

六经是阴阳之气在矢量与空间上的变化情况。矢量又称向量，有方向、有大小。阳气开启方向由太阳沿少阴而上，气流环周不休，在不同的方位以阴阳的多寡或阴阳的矢量关系表现出来，从而呈现天人相应的生理特点与病理变化。阴阳的变化是动态的，是不以人的意志为转移的。不同的生物体在这一影响下有不同的表现，而人为天地之产物，如《素问·宝命全形论》曰："人生于地，悬命于天，天地合气，命之曰人。"天之阴阳反映于人体则产生了三阴三阳的阴阳矢量。

　　在此，我们有必要明白三阴三阳中每一个字的含义。太，就是大的意思。少，就是小的意思。两阳合明曰阳明，可以说是二阳。两阴交尽曰厥阴，意思是说所含有的阴气的份量最少，是为一阴。厥者，极也、尽也，就是到达极点、顶端的意思。厥阴，有"阴极阳衰""阴尽阳生"之义。《素问·天元纪大论》曰："阴阳之气各有多少，故曰三阴三阳也。"《素问·至真要大论》曰："愿闻阴阳之三也，何谓？岐伯曰：气有多少，异用也。"意思是说三阴三阳之不同是因为气的多少不一样。根据《素问·经脉别论》的相关论述，我们可以将三阴三阳按照气的排列如下：少阳（一阳）、阳明（二阳）、太阳（三阳）；厥阴（一阴）、少阴（二阴）、太阴（三阴）。

　　太阳是六经中阳气最为充盛的，又称为"巨阳"。太阳多血少气，主要包括足太阳膀胱经和手太阳小肠经及其络属的膀胱和小肠二腑，具有卫外、统摄营卫、主司气化的作用。太阳经处于六经之表，是抵御外邪的第一道屏障。

　　阳明主要包括足阳明胃经和手阳明大肠经及其相关络属的胃、肠二腑。阳明中所包含的胃是气血化生之源，又能传化物，同时大肠还能排泄糟粕。阳明多气多血，其阳气昌盛，因此是抵御外邪的第二道屏障。

　　少阳包括手少阳三焦经、足少阳胆经及其络属的三焦、胆腑等。少阳少血多气，它是三阳经中阳气份量最少的，被称为小阳。少阳为邪正相持阶段，二者处于"敌强我弱，我强敌弱"的胶着状态。

　　三阴则为正气亏虚，邪气进一步深入。太阴包括手太阴肺经、足太阴脾经及其络属的肺、脾二脏等，《素问·血气形志》记载太阴多气少血。少阴包括手少阴心经、足少阴肾经及其络属的心、肾二脏。少阴所包含的肾脏为先天之本，有促进人体生长发育、管理水液代谢的作用；而心具有藏神、主血脉的作用，它被喻为"君主"，能管理各脏腑的生理功能。厥阴包括足厥阴肝经、手厥阴心包经及其络属的肝与心包。厥阴所包含的肝脏具有藏血、主疏泄、调理人体气机的功能。心包为心的外卫，可代心受邪；厥阴多血少气，是三阴中阴气最少的。

综上，六经辨证是以阴阳学说为指导，探讨天地之阴阳对于人体阴阳的影响，用三阴三阳将人体的生理功能、病理变化进行归纳概括而成的六大系统。

3. 六经病的表现

六经病是以中医基础理论为依据，对人体感受外邪之后所表现出的各种症状进行分析、归纳、总结的结果。自然界的风、寒、暑、湿、燥、火正常情况下被称为"六气"，异常变化时被称为"六淫"。人体正气不足时，六气也可致病；正气充足时，六淫侵犯人体可引起正邪交争，表现为六经病。六经病统指太阳病、阳明病、少阳病、太阴病、少阴病、厥阴病，是根据感病邪后所出现的各种症状，将其分析、归纳，而辨明属于何经，是阴阳之气多寡在病理层面的状态。

太阳病是外感邪气侵犯太阳膀胱经，以致风寒邪气束表，营卫不和，临证表现为脉浮、头项强痛而恶寒。根据外感邪气的性质及机体的体质强弱，可分为太阳中风、太阳伤寒及太阳风温，由此便衍生以恶风、汗出、鼻鸣干呕等为主症的桂枝汤证及以头身疼痛、恶寒、无汗、咳、喘等为主症的麻黄汤证。若邪气进一步循经络入里侵犯膀胱腑，以致腑气不利、气化失常，根据邪气与水或血结聚的区别，可分为太阳蓄水证及太阳蓄血证，出现以小便不利、少腹满、消渴或水入即吐等为主症的五苓散证及以少腹急结或硬满、小便自利、情绪如狂或发狂、大便色黑如漆为主症的桃核承气汤证。

阳明病是外邪入里化热，正邪相争激烈，邪热极盛，热与燥相合于胃中，以致消烁津液，临证表现为胃家实，病机特点多属于里、实、热证。根据邪气侵犯阳明胃经与阳明大肠腑证的区别，可分为阳明经证及阳明腑证，由此便衍生出以身大热、汗大出、口大渴、脉洪大等为主症的白虎汤证及以潮热、谵语、便秘、腹满而痛、脉沉实等为主症的大承气汤证。

少阳病是邪入少阳，枢机不利，以致相火内郁、上炎，气机疏泄失常。因少阳病既不属于太阳的表证，又不属于阳明的里证，而是邪从太阳传入阳明的中间阶段，所以又称半表半里证。少阳病发于表里之间，致病因素可由太阳或阳明传入，或是外邪直入少阳，本经自病，或是阴病转出，由厥阴热胜阳复转出少阳，临证以"口苦、咽干、目眩"为主要表现。

太阴病是三阴病的初始阶段，因素体阳气不足，寒湿阻滞，临证以腹满而吐、食不下、自利益甚、时腹自痛为主要表现。若为外感邪气直犯太阴，则表现脉浮、恶风、汗出、食不下、自利等为主症的太阴中风证，治当以桂枝人参汤。若太阴病自病，脾阳虚弱，运化失职，寒湿内停，清气不升，则表现下利清谷、四肢厥冷等为主症的太阴里虚寒证，治当以理中汤类或四逆汤类。

少阴病是邪气进一步深入，伤及心肾水火之脏。少阴经包括手少阴心经和足少阴肾经两条经脉，心肾阴阳虚衰，抗邪无力，则发少阴病，临证以脉微细、但欲寐为主要表现。根据致病因素及机体体质的差异，可分为因寒邪侵入少阴或由太阴病传入少阴所致的少阴寒化证，以及因素体阴虚，邪气入里而从热化的少阴热化证，由此便衍生出以四肢逆冷、脉微细或沉或数而无力、下利清谷、小便清长等为主症的四逆汤证及以心烦、不得卧等为主症的黄连阿胶汤证。

厥阴病邪气传入厥阴，正邪交争反复，是阴阳胜复、寒热错杂的阶段：阳胜阴衰则热多寒少，阴胜阳衰则寒多热少，所以有厥逆胜复。病邪内陷，气血紊乱，肝血不足，木火炎上，阴阳之气不能顺接，所以有各种厥逆证，主要分为厥阴寒证、厥阴热证、厥热胜复证、厥逆证。后面分节将详细论述各症。

4. 红外热成像技术辨识六经病

通过分析红外热成像图上超过正常范围的冷热偏离分布及温度数据（图 3-1-4），结合六经辨病理论，指导中医临床的六经辨证、经方应用及疗效评估，这为建立规范化的六经辨病模式提供了客观依据。

在临证时，当谈及生理的时候讲的是六经的功能，谈病理时即为六经病证，二者概念不同。在此，笔者团队主要是以六经的经证作为主线，辅以六经所络属脏腑的病理状态呈现的阴阳变化，探讨相应的六经体质的红外热成像结构图。以太阳体质为例，用足太阳膀胱经所循行路线的红外热图作为基础，结合太阳病病理变化引发全身的阴阳变化，对相关体质进行诊断：①督脉连续性尚可；②大椎穴处、双侧背部膀胱经呈凉偏离（图 3-1-5）。

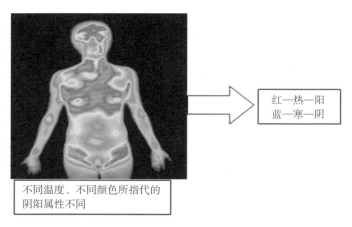

红—热—阳
蓝—寒—阴

不同温度、不同颜色所指代的
阴阳属性不同

图 3-1-4　不同温度、不同颜色所指代的阴阳属性

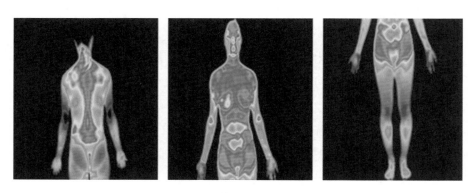

图 3-1-5　太阳体质的红外热结构特征

第二节　六经体质学说的构建

《伤寒论》中的"六经"并不单指狭义的经络，而是阐述人体的六大

功能体系，是总括六经经络及其络属脏腑阴阳、气血、津液的变化，综合呈现出来的生理病理状态。六经体质是在遗传禀赋、生活环境、饮食习惯、情绪影响等综合作用的基础上，呈现出与六经功能体系相对应的阴阳的偏盛偏衰，表现为既有经络循行部位的生理病理变化，亦有经络络属脏腑的生理病理变化。其实过去国内有少数学者提出六经体质的概念，但未给出明确清晰的定义。南京中医药大学黄煌教授就曾提出"药人"体质概念，如桂枝体质，指的是个体具有易出汗、或盗汗、或自汗、或手足出汗，对寒冷、疼痛及心理刺激敏感，易伤风感冒，易腹痛，易心动悸，睡眠浅或多梦，易便秘，易肌肉痉挛等症状[1]，生病后常适合用桂枝类方剂来进行治疗。这也是一种以六经辨证常用主方适应证作为分类依据来进行体质分类的方法，严格意义上来说，也属于六经体质的范畴。

1. 六经辨证中蕴含的体质思想

《伤寒杂病论》蕴含深刻的治未病思想，把治未病理论"未病先防，既病防变、病后防复"的内涵贯穿于疾病诊疗的全过程。《金匮要略·脏腑经络病先后脉证》篇就提出："见肝之病，知肝传脾，当先实脾，四季脾旺不受邪。"这是未病先防和既病防变的体现。而《伤寒论》从六经的传变来论述病邪由浅入深的变化，为的是在临床上树立一种既病防变的思想。患者体质壮实，感邪轻，则疾病往往比较轻浅，不易传变；反之，如患者体质虚弱，则疾病传变较快，甚至可以出现直中、越经传等情况，这时疾病往往比较重，不易恢复，甚至引起各种变证及死亡。可见，患者的体质不容忽视，是影响疾病预后的重要基础，不同的体质感邪后有不同的变化，这是我们四诊需要观察的内容，总结归纳后归属于哪一经，从而为六经经方的选择提供依据。六经辨证是论述外感邪气作用于人体，因个体阴阳的多寡和邪气的交争而呈现出的病理变化，以及对应的方剂、治疗及防护。值得重视的是，《伤寒论》六经辨证的临床应用并不仅仅限于外感疾病，当人体阴阳气血津液虚损到一定程度时，正常的六气变化也会引起类似外感六经的病证，同样可用六经病经方进行治疗。上述六经阴阳结构涵盖了阴阳之气的多少、络属脏腑气血的盛衰及津液的盈亏等，而这些都是形成体质的重要因素，也是区分六经体质的重要依据。

中医体质学说强调体质在发病中的主导地位，外界致病因素侵袭人体，发病与否的关键很大程度上取决于体质的强弱。体质强弱直接决定了疾病的发病类型。以太阳病为例，患病个体阳气尚且充足，感邪后尚能奋起抗邪，因而病程较短。进一步细分则有表实体质和表虚体质的区别，外感风寒之邪后相应出现太阳伤寒与太阳中风的不同。太阳伤寒则因外感风寒，卫阳被遏，腠理闭塞，临证以发热恶寒、无汗而喘、头身疼痛、脉浮紧为主症，治以麻黄汤发汗解表、宣肺平喘。方中麻黄苦辛性温，归肺与膀胱经，善开腠理以发汗，以散在表之风寒，开闭郁之肺气以宣肺平喘；桂枝通阳解肌发表，透达营卫，既助麻黄解表，使发汗之力倍增，又畅行营阴，使疼痛之症得解；杏仁降利肺气，与麻黄相伍，一宣一降，以恢复肺气之宣降；炙甘草调和诸药。太阳中风则因感受风邪，营卫失和，腠理疏松，临证以恶风、汗出、鼻鸣干呕、脉浮缓等为主症，治以桂枝汤解肌发表、调和营卫。方中桂枝解肌发表，散外感风寒，与白芍相合，调和营卫；生姜辛温，既助桂枝解肌，又能暖胃止呕；大枣健脾和中，炙甘草调和诸药。这也生动地证明了体质对疾病方向的临床结局及治法方药的影响。《伤寒论》大量条文内容提示，体质不仅影响着发病方式，也决定了六经病的寒热虚实属性，我们把这一理论提炼出来，称为六经体质。张仲景根据人体阴阳之气的多寡分出三阴三阳，三阳病以表证、热证、实证居多，三阴病则以里证、寒证、虚证居多，故感邪后常有"病发于阳"与"病发于阴"的区别，也可能因体质兼夹或虚损较重出现"并病"与"直中三阴"的现象。综上所述，《伤寒论》虽以三阴三阳论治外感，但实为阐释不同阴阳偏颇的个体发病的倾向性、临床症状、演变特征和治疗原则，这些"证"和"症"可由外感引起，也可因个体体内阴阳平衡失常导致。这些为后世医家研究"六经体质"学说奠定了重要的理论基础。如郑元让提出的"六经人"[2]、李真的"六经体质"，赵进喜的"三阴三阳"体质[3]、黄煌的"药人方人"[4]等都是现代中医各医家基于《伤寒论》

六经辨证体系总结提炼的六经体质理论，使得仲景因体质施治的思想充分挖掘出来，更为广泛地应用于中医临床。

2. 六经体质辨证

什么是六经辨证呢？六经辨证的核心是辨病位、辨病性、辨阴阳、辨寒热、辨虚实，病位有在表在里、在经在腑、在三阳和在三阴的区分，病性则有属寒属热、属虚属实、属阴属阳的差异，归根结底，六经辨证与中医八纲辨证亦是一脉相承的。八纲辨证强调辨"虚、实、寒、热、表、里、阴、阳"，然其中辨阴阳为八纲辨证之首。

六经体质辨证是根据机体相关经络循行部位及其络属脏腑的生理病理变化，结合六经功能体系相对应的脏腑、经络、气血、阴阳等的偏盛偏衰，辨别出属于哪一经的体质，从而判别出个体对某些致病因素的易感性和疾病发展的倾向性。六经体质包括三阳体质和三阴体质，三阳体质往往机体阳气充足，感邪后正邪交争剧烈，临床上，病情比较轻浅、病程短、易于恢复；三阴体质往往阳气亏虚，感邪后病情较重、病位在里、病程长、并发症较多。三阳体质多见于中青年人群，机体正气尚可，感邪后可奋起抗邪外出。三阴体质则多见于年老、久病等体质虚弱的人群，在没有外感邪气的情况下，三阴病体质也易出现自发的症状。三阳体质可分为太阳体质、阳明体质、少阳体质；三阴体质则分太阴体质、少阴体质、厥阴体质。每一种体质又可进一步细分，太阳体质包括太阳表实体质及太阳表虚体质，阳明体质则包括阳明里热体质，少阳体质则分为少阳气郁体质与少阳郁热体质，太阴体质则包括太阴阳虚体质及太阴痰湿体质，少阴体质则分为少阴寒化体质与少阴热化体质，厥阴体质则包括厥阴血虚体质与厥阴血瘀体质。每种体质在临床上呈现出相应经络及其络属脏腑的生理病理变化及症状，如太阳表虚质多表现易汗出、恶风、易感冒、疲倦乏力等症，这与王琦教授九种体质中的气虚质有一定相似性。少阴寒化体质之人因存在肾阳亏虚，临床上会出现恶寒蜷卧、腰膝酸软或冷痛、身体痛、手足寒、骨节痛、脉沉等病证特点，而这些表现又与九种体质中的阳虚质相契合；但是少阴病的阳虚体质更倾向于肾阳不足，太阴病的阳虚体质更倾向于脾阳不足，从这一角度与九种体质相比，六经体质在脏腑层面对阳虚质进行了细分。由此可见，临床上可以将六经体质与中医九种体质二者相结合应用到临证施治中。

此外，《伤寒论》中每一经病证还存在兼证，如太阳病的桂枝附子汤证即阳虚漏汗证，因患病机体存在阳虚的体质，感邪后不但有表虚的症状，同时还合并阳虚的症状，二者合而即为表阳虚证，临证表现为身体疼烦，不得转侧，或自汗出，以及虚寒性胸腹痛、喘咳、泄泻、苔薄白、脉虚浮而涩等，可将其归属于太阳表虚体质，但进行红外热成像检测后，如冷偏离温度值提示阳虚，则可辅以温阳的用药及健康管理措施。临床上，阳虚个体可能会存在气虚的表现，气虚不一定兼阳虚的表现，这是因为"气虚为阳虚之渐，阳虚为气虚之甚"。九种体质中，阳虚质与气虚质分属于不同的体质；然以桂枝附子汤证为例，太阳病变中，从六经体质出发更能够将阳虚的层次分解出来，能更好地指导对患者的调理与临证施方。六经体质将阳虚在脏腑层面进行了细分，以附子理中汤证为例：少阴病是肾阳虚的阶段，太阴病进一步加重变成少阴病的过程中，是脏腑病变脾损及肾、脾肾阳虚的病理变化过程，临证以大便清稀、完谷不化、形寒肢冷、精神萎顿、舌淡苔白、脉沉细等为主症，应予附子理中汤类来治疗；太阴体质与少阴体质虽都存在阳虚质的表现，但却存在病变经络及其络属脏腑的不同。由此可见，六经体质在一定程度上能补充九种体质在阴阳病变层次及兼夹体质上的不足，并增加病变脏腑经络的系统辨证以及相应经方遴选。笔者团队近10余年借助红外热成像技术对六经体质与九种体质进行研究与积累，总结提炼出二者的共同特征及临床应用经验，详述于下。

第三节　太阳体质的热力学研究

1. 太阳的生理特点

如果把人体的"三阳"（太阳、阳明、少阳）放在一起来进行对比，太阳阳气最多，为大阳。《说文解字》里解释：太者，大也。王冰曰："阳气盛大，故曰太阳。"太阳之气总摄六经而统营卫之气血，卫外主人体肌表，能温分肉而肥腠理、司开合，承担抵御外邪的功能，俗称六经之藩篱，统管一身之表阳。在生理特点上，表现为阴阳调和，脏腑气血旺盛，精血津液充足，体质壮实。

2. 太阳病的病理特点

《素问·热论》曰："伤寒一日，巨阳受之，故头项痛，腰脊强……"这里的巨阳就是太阳，文中岐伯解释道："巨阳者，诸阳之属也。"正因为太阳是诸阳之会，故寒邪入侵人体，太阳首当其冲、奋起抗邪，导致太阳经络循行部位出现寒邪束表的症状如恶寒、发热、头项强痛等，这是太阳的经证；若寒邪循经络影响到脏腑，则会出现小便不利、少腹急结或硬满等表现，这是太阳的腑证。《伤寒论》中用桂枝类方剂加减来治疗太阳病，因为桂枝辛、温，具有散寒通阳解表的作用，桂枝加白芍可散收并用，调和营卫，生姜散寒解表，大枣、甘草和中。可见太阳病桂枝汤证的适应证为机体体质尚可，或有轻度的表虚或表阳不足，这与九种体质中的气虚质有高度相似性，在易感受风寒之邪的情况下出现桂枝汤证。太阳病麻黄汤证的个体则平素体质壮实，属九种体质中平和质范畴，仅是因为外感风寒之邪较重，超过机体抗邪的范围，出现寒邪束表的病证。可见，太阳病表虚体质与桂枝汤证相对应，太阳病表实体质与麻黄汤证相对应。

3. 太阳体质的分类

上面述及，风寒之邪侵袭，首犯太阳，病属初期，因正气充足，抵抗力较强，故正邪交争剧烈，临床症状明显，如麻黄汤的咳、喘，桂枝加葛根汤的项背强几几等，但终究是表证居多、病位较浅，治疗得当则易于恢复。然存在太阳卫表之气虚实不同，在病证表现上，就有太阳中风及太阳伤寒的区别，故将太阳体质分为太阳表虚体质和太阳表实体质。

太阳表虚体质，指太阳卫表之气较虚，腠理疏松，营卫不和，故以恶风寒、自汗出、低热、鼻鸣干呕、脉浮弱为主要表现。有学者认为太阳表虚体质可等同于九种体质中的气虚质。

太阳表实体质，指太阳卫表之气尚且充足，身体强壮，腠理固密，营卫气血充足及调和，机体能奋起抗邪外出，故以中高热、恶寒、无汗、咳嗽、喘息、脉浮紧为主要表现。

此外，《伤寒论》太阳病篇中也提及了温病，其以发热重、恶寒轻、咽痛、头痛、口渴为主证，就其病位在表、病性属实属热而言，在此也归属太阳表实体质，不同的是感受的邪气不一样，温病常因外感风温之邪气发病，故其症状表现多由邪气的性质决定。《伤寒论》中并未对温病设方，其与太阳麻黄汤证本质的区别在于表实热与表实寒。太阳表实体质之人体型适中健壮，性格随和开朗，做事果断，对外界适应能力强[5]。

4. 太阳体质的脏腑经络特点

"太阳之为病，脉浮，头项强痛而恶寒"是太阳病总纲性条文，太阳就经络而言指的是足太阳膀胱经，足太阳膀胱经从头走足，起于睛明，上额交颠，入络脑，回出分别下行到项部（天柱穴），下行交会于大椎穴，再分左右沿肩胛内侧，别出后走行在人体之背部，下行止于小趾外侧端。足太阳膀胱经走行的距离最长，范围最广。太阳经为三阳经之表，亦为六经之表，风寒之邪侵袭，当首犯足太阳膀胱经。清代名医黄元御之《四圣心源》说："阳盛于外，在外之阳，谓之卫气……卫气之内，则为营血，营者，营运而不息也。营司于肝，为卫之根，卫司于肺……营卫分司于金木，而皆统于太阳。"

在脏腑方面，除了足太阳膀胱经所属的膀胱腑外，肺脏与足太阳膀胱经的功能有高度的相似性：肺主气，司呼吸，主皮毛，荣腠理，参与藏卫阳之气，外邪侵袭，既犯足太阳膀胱经，亦有部分表现为邪犯肺卫，卫阳被寒邪所遏，故恶寒，或恶寒与咳、喘并见。

5. 太阳表虚体质的判定条目

表 3-3-1 太阳表虚体质的判定条目

太阳表虚体质	没有	很少	有时	经常	总是
您容易颈项部疼痛吗？					
您容易困倦乏力吗？					
您容易说话声音低弱无力吗？					
您容易怕风吹吗？					
您容易心慌吗？					
您容易头晕或站起来晕眩吗？					
您容易感冒吗？					
您喜欢安静、懒得说话吗？					
您活动量稍大就容易出虚汗吗？					

6. 太阳表虚体质的红外热结构图及其特征

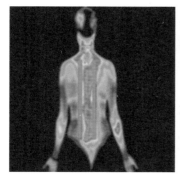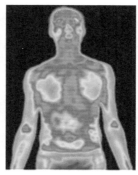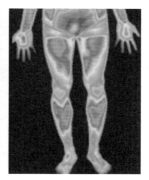

图 3-3-1 太阳表虚体质的红外热结构特征

太阳表虚体质人体的红外热结构特征（图 3-3-1）：①督脉红外轨迹连续性尚可；②背部双侧膀胱经、大椎、中焦处呈凉偏离分布；③男性可见前胸部双肺投影区凉偏离分布；④四肢红外显影正常。以红外热成像仪测取受检者的双侧腋温，取双侧腋温平均值作为参照温度，称为 $T_{腋}$，督脉的均温称为 $T_{督}$，大椎的均温称为 $T_{大椎}$，$T_{腋}$ 与 $T_{督}$ 的温度差值即 $\Delta T_{腋-督}$ 约为 $-0.41℃$，与 $T_{大椎}$ 温度差值即 $\Delta T_{腋-大椎}$ 约为 $0.57℃$，与 $T_{中焦}$ 温度差值即 $\Delta T_{腋-中焦}$ 约为 $0.35℃$（表3-3-2）。

表3-3-2 太阳表虚体质热结构数据（ΔT，℃）

$\Delta T_{腋-督脉}$	$\Delta T_{督脉-大椎}$	$\Delta T_{腋-中焦}$
-0.41 ± 0.36	0.57 ± 0.26	0.35 ± 0.25

注：ΔT 是一个差值，表示腋温与相应经络穴区红外皮温的温度差值，ΔT 越高，则表示该经络穴区的红外皮温越低。

7. 太阳表实体质的判定条目

表3-3-3 太阳表实体质的判定条目

太阳表实体质（平和质）	没有	很少	有时	经常	总是
您精力充沛吗？					
您容易疲乏吗？					
您说话声音低弱无力吗？					
您容易感到闷闷不乐、情绪低沉吗？					
您比一般人耐受不了寒冷（冬天的寒冷、夏天的冷空调、电扇等）吗？					
您能适应外界自然和社会环境的变化吗？					
您容易失眠吗？					
您容易忘事（健忘）吗？					

太阳表实体质人体的红外热结构特征（图3-3-2）：①人体表面热源分布均匀，躯干左右半身温度分布基本对称；②四肢的温度低于躯干温度；③躯干部下焦的温度要高于中焦、中焦温度要高于上焦；④督脉红外轨迹连续性尚可；⑤大椎穴呈凉偏离。以红外热成像仪测取受检者的双侧腋温，取双侧腋温平均值作为参考标准，称为 $T_{腋}$，督脉的平均温

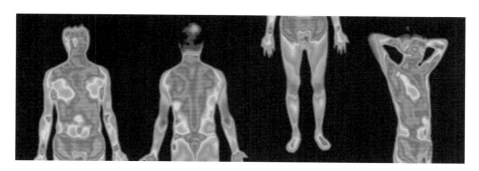

图 3-3-2　太阳表实体质的红外热结构特征

度，称为 T$_督$，$\Delta T_{腋-督}$ 的均温为 –0.75℃ ；$\Delta T_{腋-下焦}$ 的均温为 –0.12℃，$\Delta T_{腋-中焦}$ 的均温约为 0.18℃，$\Delta T_{腋-上焦}$ 的均温约为 0.03℃，$\Delta T_{腋-大椎}$ 的均温约为 0.08℃（表 3-3-4）。

8. 太阳表实体质的红外热结构图及其特征

表 3-3-4　太阳表实体质热结构数据（ΔT，℃）

观察区域	$\Delta T_{大椎}$
$\Delta T_{腋-大椎}$	0.08±0.23
$\Delta T_{腋-下焦}$	–0.12±0.24
$\Delta T_{腋-中焦}$	0.18±0.26
$\Delta T_{腋-上焦}$	0.03±0.40
$\Delta T_{腋-督脉}$	–0.75±0.38

注：ΔT 是一个差值，表示腋温与相应经络穴区红外皮温的温度差值，ΔT 越高，则表示该经络穴区的红外皮温越低。

9. 与太阳体质相关的中医体质类型

从上述太阳体质的病理特点，可以看出太阳中风为卫外之力不足，营卫失和，出现汗出、恶风等病症，这与肺气亏虚的病理特点相吻合，而肺气亏虚是气虚质在脏腑层面主要表现的一种状态，故认为太阳表虚体质与王琦教授九种体质分类中的气虚质有高度类似的症状重叠[6]。而太阳伤寒是外邪侵犯人体肌表，正气奋力抗邪，出现恶寒、发热、无汗等表现，往往人体正气充足，体质壮实，能与邪气在肌表抗衡，故认为太阳表实体质与王琦教授九种体质分类中的平和质有高度类似的症状重叠。此外，我们通过验证发现，在红外热态学特点上，太阳表虚体质与气虚质、太阳表实体质与平和质也有高度相似的红外热结构。

第四节　阳明体质的热力学研究

1. 阳明的生理特点

《灵枢·阴阳系日月》曰："两阳合于前，故曰阳明。"阳明相对太阳来说阳气储备次之，在经络上有足阳明胃经和手阳明大肠经，分别络属胃和大肠。《素问·阴阳类论》曰："阳明者表也，五脏六腑之海也，亦为之行气于三阳。"说明阳明的阳气与饮食物的受纳、运化、吸收、排泄密切相关，参与气血的生成和敷布，营养五脏六腑，故称五脏六腑之海，也有医家称足阳明胃经为多气多血之经，《素问·血气形志》亦云："阳明常多气多血。"此外，阳明的阳气除参与腐熟运化水谷外，也参与了抵抗邪气外出的防御作用。《素问·阴阳离合论》中描述：是故三阳之离合也，太阳为开，阳明为阖，少阳为枢。三经者，不得相失也，搏而勿浮，命曰一阳。这里的"阖"在《说文解字》中解释为"门、门扉"，意为阳气闭合、阻邪于外。

2. 阳明病的病理热点

阳明病在三阳经中阳气仅次于太阳，也属阳气充沛之经，阳明病往往正邪相争激烈，表现为正气充足、邪热极盛，故有医家总结阳明病的基本病机为"邪盛正亦盛"。阳明病的发病途径有四：其一，多由太阳之邪不解，入里化热；其二，感受温热之邪，直传入阳明；其三，或因素体阳盛，邪气入里从阳化热所致；其四，或为误治伤津，化燥化热传里。阳明病病证特点多属"热"和"燥"。以阳明经证为例，临证表现为"大热、大汗出、大渴、脉洪大"的经典"四大热"证，治以清热生津为法，以白虎汤治之，方中石膏辛甘大寒，入肺胃二经，功善清解，以除阳明气分之热；知母苦寒，既助石膏清肺胃热，又兼滋阴润燥，佐以粳米、炙甘草益胃生津。可见阳明白虎汤证为机体正气充足、里热壮盛，感邪后易从热化而伤津的病证。若热邪伤津化燥，进一步循阳明经影响阳明腑，致燥屎搏结，临证则出现脘腹痞满，腹痛拒按，热结旁流，甚或潮热谵语、热厥，舌苔黄燥起刺或焦黑燥裂、脉沉实等经典"胃家实"的表现，治以峻下热结为法，以承气汤类治之。大承气汤方中大黄泻热通便，荡涤肠胃；芒硝助大黄泻热通便，并能软坚润燥；积滞内阻，则腑气不通，故以厚朴、枳实行气散结、消痞除满。综上，阳明病总的病证性质可概括为"里、实、热"。

3. 阳明体质的脏腑经络特点

"阳明之为病，胃家实是也"是阳明病总纲性条文。阳明就经络而言指的是足阳明胃经及手阳明大肠经。足阳明胃经，起于承泣，止于厉兑，从头到足，在内属胃络脾，在体表分布于头面、胸腹及下肢前面。《圣济总录》有云："足阳明之脉……气盛则身以前皆热，其有余于胃，则消谷善饥，溺色黄，气不足则身以前皆寒栗，胃中寒则胀满……"手阳明大肠经，起于商阳，止于迎香穴处，与足阳明胃经相接。就脏腑而言，阳明包含胃和大肠，上述谈到阳明经为多气多血之经，指的是足阳明胃、手阳明大肠所属络的脏腑与饮食物的消化吸收、气血津液的生成密切相关，且在全身的循行路径较长，与气血津液的濡养敷布作用密不可分。外邪传入或误治伤津，易化热化燥；胃喜润恶燥，大肠主津，故阳明体质常以机体正气充足为前提，发病多呈"里、实、热"证，兼见燥热之象，《四圣心源》亦云："燥者，阳明金气所化也，在天为燥，在地为金，在人为大肠。阳明以燥金主令，胃土从令而化燥。"

4. 阳明体质的判定条目

表 3-4-1　阳明体质的判定条目

阳明体质	没有	很少	有时	经常	总是
您容易出汗且精力充沛吗？					
您容易感觉到身体很热吗（体温正常）？					
您容易口渴但喜冷饮吗？					
您容易腹部胀满、大便干结吗？					
您容易面部或鼻部有油腻感吗？					
您容易脸上生痤疮吗？					
您容易口苦、口臭吗？					
您容易小便色黄吗？					
您容易带下色黄（白带颜色发黄）吗？（限女生回答）					
您容易阴囊潮湿吗？（限男生回答）					

5. 阳明体质的红外热结构图及其特征

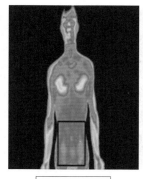 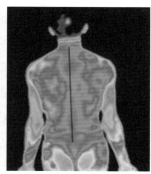 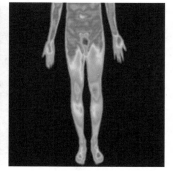

腹部呈弥漫性热偏离分布　　督脉红外轨迹显示连贯　　四肢红外显影正常

图 3-4-1　阳明体质红外热结构特征

阳明体质人体的红外热结构特征（图 3-4-1）：①督脉红外轨迹显示连贯；②腹部呈弥漫性热偏离分布；③四肢红外显影正常。以红外热成像仪测取受检者的双侧腋温，取双侧腋温平均值作为参照温度，称为 $T_{腋}$，以红外热成像仪测取受检者的双侧腋温，取双侧腋温平均值作为参考标准，称为 $T_{腋}$，$\Delta T_{腋-督脉}$ 的均温约为 $-0.74℃$；$\Delta T_{下焦-中焦}$ 的均温约为 $0.30℃$，$\Delta T_{中焦-上焦}$ 的均温约为 $0.25℃$，$\Delta T_{下焦-上焦}$ 的均温约为 $0.46℃$（表 3-4-2）。

表 3-4-2　阳明里热体质的热结构（ΔT，℃）

观察区域	$\Delta T_{大椎}$
$\Delta T_{腋-督脉}$	-0.74 ± 0.89
$\Delta T_{下焦-中焦}$	0.30 ± 0.22
$\Delta T_{中焦-上焦}$	0.25 ± 0.31
$\Delta T_{下焦-上焦}$	0.46 ± 0.36

注：ΔT 是一个差值，ΔT 越高，则表示该经络穴区的红外皮温越低。① $T_{腋-督}<0℃$，② $T_{下焦-中焦}>0.21℃$，③ $T_{中焦-上焦}>0.21℃$。满足①②③可诊断。

6. 与阳明体质相关的体质类型

从上述阳明体质的病理特点，可以看出阳明体质的病机特点为正气充足、实热内盛，病位在中焦胃土，中焦为脾胃之所在。邪热传入阳明胃土，影响胃土腐熟及通降功能的同时，也会导致脾的运化及输布功能异常。脾不能运化水湿及输布津液，湿邪内停中焦，与邪热结聚，遂成湿热，故认为湿热质与阳明体质在病机演变、病位、病性上存在高度吻合，薛雪在《湿热论》[26] 中也提到湿热病多属阳明、太阴。在红外热成像图上，阳明体质与湿热质存在相似的红外热成像特征。

第五节　少阳体质的热力学研究

1. 少阳的生理特点

如果将三阳（太阳、阳明、少阳）一共分成六份，那么太阳是三份，阳明是两份，少阳为一份。《说文解字》里解释"少，不多也"。少阳为小阳，是三阳当中阳气最少的。就经络及脏腑而言，少阳包含手少阳三焦经与足少阳胆经，前者属三焦、络心包，后者属胆、络肝；肝胆相表里，共主疏泄，性喜条达而恶抑郁，且内寄相火：三焦总司人体之气化，为水液代谢和相火游行之通道。肝胆属木，木与东方相对应，故有学者说"少阳者，东方也"[7]，东方寓意着阳气渐渐初升，气机开始生发向上，气血津液得以调达通畅，这意味着少阳具有主气机升发与调达的功能。在"开""阖""枢"理论中，少阳为枢，《说文解字》里解释"枢，户枢也"，寓意门板开闭的转轴。少阳介于"开"（太阳）与"阖"（阳明）之间，是气机开阖的枢纽，它既不在表，也不在里，而是位于表里之间，为半表半里。

2. 少阳病的病理特点

《素问·热论》中云："伤寒……三日少阳受之，少阳主胆，其脉循胁络于耳，故胸胁痛而耳聋。"外邪传入少阳，此时正气又非大虚，尚可与邪气相争，时有进退，出入不定，正邪交争于半表半里之间，虽有发热恶寒，但发热程度不及阳明，恶寒程度不及太阳，而是寒热往来。若邪气循少阳胆经传入，郁遏少阳经气，则气机郁滞，扰动相火，临床表现为胆经循行部位不通的病证如"胸胁苦满"。若邪气循经进一步深入，影响胆腑，引起胆火上炎，煎灼津液，则临床表现为胆腑郁热的病证如"口苦、咽干、目眩、心烦"。肝胆互为表里，胆火郁热则会引起肝气疏泄失常，肝木横逆犯脾土，脾胃受纳及运化失常，气血化生乏源，临床可表现为脾胃亏虚的病证如"默默不欲饮食"，这也可以通过少阳病的基础方小柴胡汤的组成来帮助理解。方中除予柴胡透解邪热、疏达经气，黄芩清泄邪热，法半夏和胃降逆之外，还配伍人参、炙甘草、大枣、生姜等健运中焦。综上，少阳病的病理特点可以总括为"郁""热"与"虚"，郁为经气郁滞，枢机不利，疏泄失调，升降失常，三焦失通，这些是少阳病病机的重心所在。热由郁所致，相火蒸腾，胆火上炎，郁而不得宣泄。热仅次于郁，也是少阳病病机的一个重要方面。虚是指因胆木郁热横逆犯脾土，致中焦脾胃亏虚，乃少阳病病机中不可忽略的组成部分。

3. 少阳体质的分类

由上可知少阳体质的病证特点为少阳气机郁滞，由此而引发一系列气机不畅、郁久化热、横逆犯脾土的病证，故将少阳体质分为少阳气郁质与少阳郁热质。

少阳气郁体质以少阳经气郁滞，气机不畅，扰动相火为主要病机，临证上表现为口苦咽干、胸胁胀满不舒、情志抑郁、闷闷不乐、脉弦等主证，此体质之人体形偏瘦，女性多见，性格多孤僻内向，易多愁善感，易生闷气。

少阳郁热体质之人因胆火郁热于内，火热上蒸；或横逆犯脾；或气血不能外达荣养四肢；临证表现为口苦咽干、默默不欲食、腹胀腹泻、四肢厥冷、脉弦细等，此类体质之人体形偏瘦，性格悲观消极，容易紧张焦虑，做事犹豫不决。

4. 少阳体质的脏腑经络特点

"少阳之为病，口苦，咽干，目眩"是少阳病的总纲性条文，少阳就经络而言包含手少阳三焦经与足少阳胆经。足少阳胆经属胆、络肝，起于目锐眦，循行经过目、口、咽喉、胸胁、肝胆等；手少阳三焦经属三焦、络心包，起于小指次指之端，上出两指之间，循手表腕，出臂外两骨之间……与足少阳胆经交结于目锐眦。在脏腑方面，从上述内容可知，少阳体质除涉及与少阳经相表里的肝与心包外，还与脾胃密切相关。

5. 少阳体质的判定条目

表 3-5-1　少阳体质的判定条目

少阳体质	没有	很少	有时	经常	总是
您容易口苦、咽干、咽喉部有异物感吗？					
您容易腹胀、腹痛、食欲差吗？					
您容易心烦、失眠吗？					
您容易闷闷不乐、情绪低沉吗？					
您容易精神紧张、焦虑不安吗？					
您容易胁肋部或乳房胀痛吗？					
您容易手脚冰凉或麻木吗？					
您容易大便溏烂不成形吗？					
您容易无缘无故叹气吗？					

6. 少阳气郁体质的红外皮温图及其特征

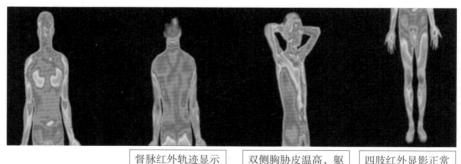

| 督脉红外轨迹显示弥漫，连续性可 | 双侧胸胁皮温高，躯干部散在均匀热偏离 | 四肢红外显影正常 |

图 3-5-1　少阳气郁体质的红外热结构特征

少阳气郁体质人体的红外热结构特征（图 3-5-1）：①督脉红外轨迹显示弥漫，连续性可；②双侧胸胁皮温高，躯干部散在均匀热偏离。以红外热成像仪测取受检者的双侧腋温，取双侧腋温平均值作为参照温度，称为 $T_腋$，$\Delta T_{腋-督脉}$ 的均温约为 $-0.33℃$；$\Delta T_{腋-左胁}$ 的均温约为 $-0.56℃$；$\Delta T_{腋-右胁}$ 的均温约为 $-0.60℃$，$\Delta T_{腋-中焦}$ 的均温约为 $0.46℃$，$\Delta T_{腋-左掌心}$ 的均温约为 $0.55℃$，$\Delta T_{腋-右掌心}$ 的均温约为 $0.46℃$（表 3-5-2）。

表 3-5-2　少阳气郁体质热结构（ΔT，℃）

观察区域	ΔT 大椎
$\Delta T_{腋-督脉}$	-0.33 ± 0.17
$\Delta T_{督脉-左胁}$	-0.56 ± 0.17
$\Delta T_{督脉-右胁}$	-0.60 ± 0.18
$\Delta T_{腋-中焦}$	0.46 ± 0.23
$\Delta T_{腋-左掌心}$	0.55 ± 0.22
$\Delta T_{腋-右掌心}$	0.46 ± 0.23

注：ΔT 是一个差值，表示腋温与相应经络穴区红外皮温的温度差值，ΔT 越高，则表示该经络穴区的红外皮温越低。① $T_{腋-督} < 0℃$，② $T_{腋-双胁} < 0℃$ 但 $T_{督-双胁} > 0℃$。满足①②可诊断。

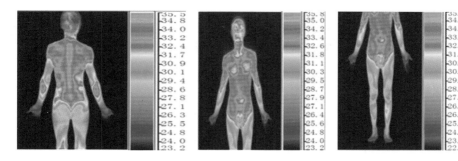

图 3-5-2　少阳郁热体质的红外热结构特征

少阳郁热体质人体的红外热结构特征（图 3-5-2）：①双侧胁肋区呈对称性、弥漫性热偏离；②督脉连续性良好，呈热偏离分布；③双上肢、双下肢至肘膝关节以下呈相对冷偏离，离躯干越远（双掌心、双足背）冷偏离越明显；④人体中焦及下焦呈相对凉偏离。以红外热成像仪测取受检者的双侧腋温，取双侧腋温平均值作为参照温度，称为 $T_腋$，$\Delta T_{腋-督脉}$

的均温约为 −0.45℃，$\Delta T_{腋-左胁}$ 的均温约为 −0.29℃，$\Delta T_{腋-右胁}$ 的均温约为 −0.35℃，$\Delta T_{腋-中焦}$ 的均温约为 0.22℃，$\Delta T_{腋-下焦}$ 的均温约为 0.40℃，$T_{腋-左掌心}$ 的均温约为 3.24℃，$T_{腋-右掌心}$ 的均温约为 3.05℃，$T_{腋-左足背}$ 的均温约为 3.44℃，$T_{腋-右足背}$ 的均温约为 3.11℃（表 3-5-3）。

表 3-5-3　少阳郁热体质热结构（ΔT，℃）

观察区域	ΔT 值
$\Delta T_{腋-左胁}$	−0.29±0.64
$\Delta T_{腋-右胁}$	−0.35±0.56
$\Delta T_{腋-督脉}$	−0.45±0.27
$\Delta T_{腋-中焦}$	0.22±0.62
$\Delta T_{腋-下焦}$	0.40±0.77
$\Delta T_{腋-左掌心}$	3.24±1.04
$\Delta T_{腋-右掌心}$	3.05±1.80
$\Delta T_{腋-左足背}$	3.44±1.03
$\Delta T_{腋-右足背}$	3.11±0.81

注：ΔT 是一个差值，表示腋温与相应经络穴区红外皮温的温度差值，ΔT 越高，则表示该经络穴区的红外皮温越低。① $T_{腋-督} < 0℃$，② $T_{督-双胁} < 0℃$（0℃～ −1.00℃为轻度，−1.01℃～ −3.00℃为中度，−3.01℃以上算重度）。满足①②可诊断。

7. 与少阳体质相关的体质类型

由上可知，少阳气郁体质可见少阳枢机不利，气机郁滞，肝气疏泄失职，这与九种体质中的气郁质的病机特点相似，故认为少阳气郁体质即为九种体质中的气郁质。少阳郁热体质是少阳胆火郁热于内，胆木横逆犯脾，影响气血生化之源，气血不能荣养四末，既存在气机郁滞于内化热的特点，也存在精血亏虚，失于濡养的特点，这与九种体质中的气郁质并兼夹血虚的特点相吻合。在红外热成像上，少阳气郁质与九种体质的气郁质有高度相似的红外热成像特点；少阳郁热体质与兼夹体质气郁血虚质有相似的红外热成像特点。

第六节　太阴体质的热力学研究

1. 太阴的生理特点

如果将人体的"三阴"（太阴、厥阴、少阴）放在一起来进行对比，那么太阴阴气最盛。《说文解字》里解释：太者，大也。太阴者，阴气大故也。太阴就经络而言，包含手太阴肺经及足太阴脾经，但在《伤寒论》中，主要是指足太阴脾经。太阴是以脾胃阳气亏虚，阴寒极盛，寒湿内停为特点的功能状态，如《伤寒分经》卷三中所提到："太阴为寒藏，其宜温之证为最多，非一方可尽，故曰，宜服四逆辈，则理中、真武、附子等汤俱可随证用之矣。"

2. 太阴病的病理特点

三阳经病证候为机体功能不衰，抗邪有力，以阳证、热证、实证为表现；三阴经病证候为身体功能衰退低下，抗邪无力，以阴证、虚证、寒证为表现。相较于三阳而言，三阴病位在里[8]。太阴病是三阴病的初始阶段，病证性质以里虚寒为主，《伤寒医诀串解》卷四提到："太阴为湿土，纯阴之脏也，从阴化者多，从阳化者少。"其发病途径有二：一是脾阳素虚，或内有寒湿，复感外邪，致脾虚不运，寒湿内停，如太阴中风证；二是三阳病误治，伤及脾阳，致脾虚不运，寒湿内停。所以太阴病的性质是在脾脏虚寒的基础上兼见脾虚不能运化水湿的特点。《素问·天元纪大论》曰："太阴之上，湿气治之。"临床上表现为因脾阳虚衰、寒湿内盛、运化失常所导致脾胃升降失常的病证，如腹满而吐、下利、食不下、腹痛等。综上，太阴病以虚、寒、湿为病证特点，治法当温中散寒化湿，投以理中汤类，方中干姜温胃散寒，人参补气益脾，白术健脾燥湿，甘草和中补土。

3. 太阴体质的分类

太阴病的病机特点主要为中焦阳气亏虚，在此基础上形成阴寒内盛、寒湿内停的病理状态；根据太阴是否存在寒湿内停的病证特点，可将太阴体质分为太阴阳虚体质与太阴痰湿体质。

太阴阳虚体质主要为脾阳亏虚，阳虚不能温煦全身。太阴中风证便是在素有脾阳不足的病理状态下复感外邪而发病，临证表现为脉浮、发热恶风、肢体痛楚等。太阴阳虚体质因中焦虚寒，脾胃升降功能失常，临床上表现为腹满而吐、下利，进食寒凉食物后尤甚，食不下，时腹自痛等。平素面色㿠白，畏寒怕冷，手足不温，口淡不渴，喜热饮食，兼有神疲乏力，精神不振，性格多沉静内向。

太阴痰湿体质以脾胃运化失司，津液不布，水液代谢障碍，痰湿内阻为病机特点，临证多表现为腹部胀满，容易困倦，懒动、嗜睡，喜食肥甘厚腻，大便正常或不实，小便不多或微浊，舌体胖大、边有齿痕，舌苔白腻，脉濡而滑。体形多肥胖，皮肤油脂分泌较多，易出汗且黏腻，性格偏温和沉稳、谦恭豁达，平素遇事善于忍耐。

4. 太阴体质的脏腑经络特点

太阴体质从经络而言主要指足太阴脾经，足太阴脾经循行部位起于足大趾内侧端（隐白穴），沿内侧赤白肉际，上行过内踝的前缘，沿小腿内侧胫骨后缘上行，在内踝上 8 寸处，交出足厥阴肝经之前，上行沿大腿内侧前缘，进入腹部，属脾络胃，故太阴体质主要涉及的脏腑在脾胃，但不限于脾胃，如太阴第 259 条："伤寒发汗已，身目为黄……"和 278 条："……太阴当发身黄……"，可见，太阴体质还涉及肝胆。太阴体质以后天阳气不足为基本病机，而督脉为"阳脉之海"，统摄全身诸阳经气血，后天之脾阳不足，必然会引起督脉阳气的亏虚。

5. 太阴体质的判定条目

表 3-6-1　太阴体质的判定条目

太阴体质	没有	很少	有时	经常	总是
您容易胃脘部怕冷或胀痛吗？					
您容易冬天怕冷，夏天不能吹空调吗？					
您容易饮食寒凉后就感到胃肠不适吗？					
您容易恶寒怕冷吗？					
您容易胸闷或腹部胀满吗？					
您容易身体沉重不轻松或不爽快吗？					
您容易出现额部油脂分泌多的现象吗？					
您容易感到咽喉部总有痰堵着吗？					
您容易有舌苔厚腻或有舌苔厚厚的感觉吗？					

6. 太阴阳虚体质的红外热结构图及特征

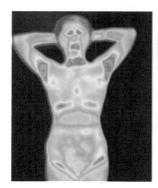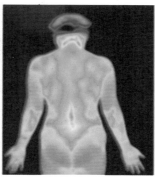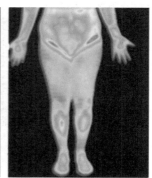

图 3-6-1　太阴阳虚体质的红外热结构特征

　　太阴阳虚体质的红外热结构特征（图 3-6-1）：①督脉红外轨迹显示断续；②腹部热图呈冷偏离分布，伴或不伴腰背部、双下肢红外热图冷偏离；③经络穴区之督脉、双肾区、中焦、下焦、双掌心呈冷偏离分布。以红外热成像仪测取受检者的双侧腋温，取双侧腋温平均值作为参照温度，称为 $T_{腋}$，$\Delta T_{腋-督脉}$ 的均温约为 1.38℃，$\Delta T_{腋-中焦}$ 的均温约为 1.41℃，$\Delta T_{腋-双肾区}$ 的均温约为 3.34℃，$\Delta T_{腋-左掌心}$ 的均温约为 2.47℃，$\Delta T_{腋-右掌心}$ 的均温约为 2.48℃（表 3-6-2）。

表 3-6-2　太阴阳虚体质热结构表（ΔT，℃）

观察区域	ΔT 值
$\Delta T_{腋-督脉}$	1.38±0.46
$\Delta T_{腋-中焦}$	1.41±0.45
$\Delta T_{腋-双肾区}$	3.34±1.23
$\Delta T_{腋-左掌心}$	2.47±0.31
$\Delta T_{腋-右掌心}$	2.48±0.39

注：ΔT 是一个差值，表示腋温与相应经络穴区红外皮温的温度差值，ΔT 越高，则表示该经络穴区的红外皮温越低。若 0.5℃＜ $\Delta T_{腋-中焦}$ ＜ 1.0℃则为轻度，1.01℃＜ $\Delta T_{腋-中焦}$ ＜ 2.0℃则为中度，$\Delta T_{腋-中焦}$ ＞ 2.01℃则为重度。

7. 太阴痰湿体质的红外热结构图及特征

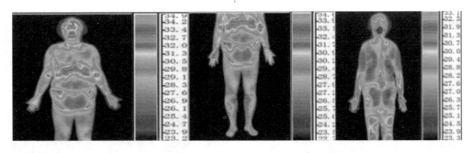

图 3-6-2　太阴痰湿体质的红外热结构特征

太阴痰湿体质的红外热结构特征（图 3-6-2）：①督脉红外轨迹不连续或不显影；②双眼热区呈"八字征"或"腰果征"热偏离；③中焦脾胃呈冷偏离。以红外热成像仪测取受检者的双侧腋温，取双侧腋温平均值作为参照温度，称为 $T_{腋}$，$\Delta T_{腋-督脉}$ 的均温约为 1.05℃，$\Delta T_{腋-中焦}$ 的均温约为 1.66℃，$\Delta T_{腋-左眼}$ 的均温约为 –0.14℃，$\Delta T_{腋-右眼}$ 的均温约为 –0.13℃，

$\Delta T_{腋-双肾区}$的均温约为 2.49℃（表 3-6-3）。

表 3-6-3　太阴痰湿体质热结构表（ΔT，℃）

观察区域	ΔT 值
$\Delta T_{腋-督脉}$	1.05 ± 0.62
$\Delta T_{腋-中焦}$	1.66 ± 0.75
$\Delta T_{腋-双肾区}$	2.49 ± 0.39
$\Delta T_{腋-左眼}$	-0.14 ± 0.60
$\Delta T_{腋-右眼}$	-0.13 ± 0.58

注：ΔT 是一个差值，表示腋温与相应经络穴区红外皮温的温度差值，ΔT 越高，则表示该经络穴区的红外皮温越低。① $T_{腋-督} > 0.21℃$，② $T_{腋-双瞳} < 0℃$，③腰：臀 > 1：1，④ $\Delta T_{腋-中焦} > 0.5℃$。满足①~④点可诊断。

8. 与太阴体质相关的体质类型

太阴阳虚体质以阳气亏虚、阴寒内盛为主，这与九种体质中的阳虚体质的病机相似，但太阴阳虚体质侧重的是中焦脾胃阳气的亏虚，是阳虚体质在脏腑层面阳气亏虚的精准定位。阳虚体质虽以全身阳气亏虚为基本病机特点，然肾藏元阳，脾胃为后天之本，依赖先天肾阳的温煦来发挥作用，故阳虚体质基本的脏腑病机为脾肾阳虚，可以说太阴阳虚体质是九种体质中阳虚体质的一个分支。太阴痰湿体质是在阳虚的基础上兼见痰湿内阻，这与兼夹体质阳虚质兼夹痰湿质存在相似的病机特点。在红外热成像上，太阴阳虚体质与阳虚质在中焦、督脉上具有相似的红外热成像特征；太阴痰湿体质与阳虚体质兼夹痰湿质具有高度吻合的红外热成像特征。

第七节　少阴体质的热力学研究

1. 少阴的生理特点

少者小也，少阴者阴气少也。"少阴"为"二阴"，阴气次之，居于

"太阴"与"厥阴"之间[9]。就经络而言，少阴包括手少阴心经及足少阴肾经，手少阴经属心，心属火，主血脉，又主神明。足少阴经属肾，肾属水，主藏精，真阴真阳寄寓其中，为先天之本。心、肾二脏，为人身阴阳、水火之本。在生理上，心火当下蛰于肾，以资肾阳，使肾水不寒，肾水应上奉于心，以润心阴，使心火勿亢，心肾相交，水火既济，阴阳平和。少阴病是心肾阴阳俱虚的综合功能状态。少阴主枢，此枢机真阳藏于坎水中，真阳足则升，能交通心肾之火，是人生长立命之根本，也是人体生死之枢。

2. 少阴病的病理特点

《素问·热论》云："病至五日，少阴受之，少阴脉贯肾络于肺，系舌本，故口燥舌干而渴。"少阴病以全身功能低下，阳气虚弱，精气虚羸，神气不足，水火升降失常，正气虚衰为主要病机特点。病证性质表现为里、虚、寒。由于致病因素和体质的不同，少阴病有从阴化寒、从阳化热两类证型。其中，少阴化寒证，多因寒邪直接侵入少阴，或由太阴发病，邪传少阴所致。少阴化热证，多因素体阴虚，邪入少阴，从阳化热，阴虚阳亢而形成。少阴化寒证多见于阳气素虚之人。少阴心肾阳气衰弱，寒阴独盛，机体失于温煦，故身体畏寒蜷卧，手足逆冷。《素问·生气通天论》中写到："阳气，精则养神。"阳气衰微，不能振奋精神，则见精神倦怠疲乏，但欲寐；心肾阳气俱虚，则气血不能通达四末，四肢失于温养，故四肢厥冷；因此，少阴寒化证临床表现为"恶寒、脉微细、但欲寐、四肢厥冷"，治之以回阳救逆为法，投以四逆汤。方中淡附片大辛大热，上助心阳以通脉，中温脾阳而散寒，下补肾火而回阳；干姜辛热，温中散寒，温阳守中，回阳通脉，与附子合用，相得益彰，能增强回阳救逆之功；炙甘草补脾阳、益肾阳，后天与先天互助。诸药合用，共奏温中散寒、回阳救逆之功。少阴热化证，少阴阴亏火旺，肾水亏于下，不能上济于心以制心火，导致心火独亢，心神不安，故心烦失眠；少阴阴液亏虚，不能濡润喉咙，则口燥咽干，甚则咽痛。因此，少阴热化证临床表现为"心中烦，不得卧，舌红苔燥，脉沉细数"，治以滋阴清热安神为法，投以黄连阿胶汤，方中重用味苦之黄连、黄芩泻心火，使心气下交于肾，正所谓"阳有余，以苦除之"；配伍味甘之芍药、阿胶、鸡子黄滋肾阴，使肾水上济于心，正所谓"阴不足，以甘补之"。诸药合用，心肾交合，水升火降，共奏滋阴泻火、交通心肾之功，则心烦自除，夜寐自安。

3. 少阴体质的分类

由上述可知，少阴体质涉及心、肾两脏，肾藏元阴元阳，为一身阴阳之本，心为君火所藏，心肾本为水火既济，肾水上济心火而制其亢，心火下济肾水而抑其寒。今心肾两脏阴阳俱虚，心火不能下济肾水而亢于上，肾水寒于下，肾阳亏于下，阴阳不能互济，邪气入内或从寒化、或从热化，从寒化则以心肾阳虚，阳气不能温煦及鼓动血脉；从热化则心肾阴虚，心火亢于上，灼伤阴液，而心主神志，热邪上扰心神则心烦不得卧。故将少阴体质分为少阴阳虚体质与少阴阴虚体质。

少阴阳虚体质的病机特点为心肾阳气亏虚，阴寒独盛；其多见于阳气素虚之人。少阴阳虚体质与太阴阳虚体质均存在阳虚的病机特点，然病位不同，少阴阳虚体质侧重于肾阳的亏虚，兼见心脾阳气亏虚，临证表现为恶寒怕冷，四肢厥冷，精神不振，神疲欲寐，气短懒言，腰膝酸软，下利清谷，小便清长，脉微细。

少阴阴虚体质的病机特点为肾阴亏虚，心火亢盛，心肾不得相交。其多由素体阴虚，复感外邪，邪从火化，致阴虚火旺而形成；临证表现为心中烦闷不得卧，精神萎靡，口燥咽干，口渴咽痛，舌红苔少，脉沉细数。

4. 少阴体质的脏腑经络特点

"少阴之为病，脉微细，但欲寐"是少阴病的总纲性条文，少阴就经络而言指的是手少阴心经与足少阴肾经。手少阴心经走上肢掌侧，"其支者，从心系，上挟咽，系目系"，"是动则病，嗌干，心痛，渴而欲饮……是主心所生病者……掌中热痛"。足少阴肾经走下肢内侧，"其直者：从肾，上贯肝、膈，入肺中，循喉咙，挟舌本"。少阴沟通水火之脏，紧系元阴元阳。少阴病以阴阳俱虚失和为病证特点，肾阳亏虚，火不能暖土，致中焦阳气受损，这从少阴病的主方四逆汤的组成方药中配有干姜、甘草温中焦之阳气可以得知。

5. 少阴体质的判定条目

表 3-7-1　少阴体质的判定条目

少阴体质	没有	很少	有时	经常	总是
您容易腰膝怕冷或酸痛吗？					
您容易四肢怕冷吗？					
您容易大便溏烂吗？					
您容易感到手脚心发热吗？					
您容易恶寒怕冷（发热除外）吗？					
您容易小便多（尤其是夜间）且清长吗？					
您容易心烦失眠吗？					
您容易口干咽干吗？					
您容易困倦乏力吗？					

6. 少阴阳虚体质的红外热结构图及特征

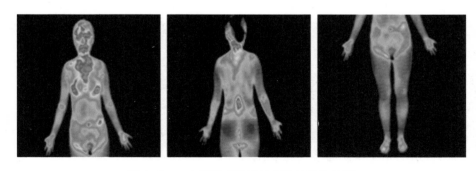

图 3-7-1　少阴阳虚体质的红外热结构特征

少阴阳虚体质的红外热结构特征（图 3-7-1）：①督脉红外轨迹不连续或不显影，呈冷偏离；②头面部、胸膺处呈热偏离，呈现典型的"上热下寒"热态图特征；③双掌心、双足背呈相对凉偏离；④双肾区、中焦呈冷偏离。以红外热成像仪测取受检者的双侧腋温，取双侧腋温平均值作为参照温度，称为$T_{腋}$，$\Delta T_{腋-督脉}$的均温约为2.18℃，$\Delta T_{腋-中焦}$的均温为1.83℃，$\Delta T_{腋-头面}$的均温为−0.39℃，$\Delta T_{腋-左掌心}$的均温为0.63℃，$\Delta T_{腋-右掌心}$的均温为0.85℃，$\Delta T_{腋-左足背}$的均温为0.81℃，$\Delta T_{腋-右足背}$的均温为0.75℃（表3-7-2）。

表3-7-2　少阴阳虚体质热结构表（ΔT，℃）

观察区域	ΔT 值
$\Delta T_{腋-督脉}$	2.18±0.58
$\Delta T_{腋-中焦}$	1.83±0.66
$\Delta T_{腋-双肾区}$	2.08±1.03
$\Delta T_{腋-头面}$	−0.39±0.25
$\Delta T_{腋-左掌心}$	0.63±0.70
$\Delta T_{腋-右掌心}$	0.85±0.53
$\Delta T_{腋-左足背}$	0.81±0.61
$\Delta T_{腋-右足背}$	0.75±0.59

注：ΔT是一个差值，表示腋温与相应经络穴区红外皮温的温度差值，ΔT越高，则表示该经络穴区的红外皮温越低。①$T_{腋-督}$＞0.21℃（0.21～1.00℃为轻度，1.01～3.00℃为中度，3.01℃以上算重度）；②女性＞49岁，男性＞64岁；③$\Delta T_{腋-中焦}$＞1.0℃（1.00～2.00℃为轻度，2.01～3.00℃为中度，3.01℃以上算重度）。满足①可诊断，如不满足①，满足②③也可诊断。

7. 少阴阴虚体质的红外热结构图及特征

少阴阴虚体质人体红外热结构特征（图3-7-2）：①督脉红外轨迹显示断续；②头面部、胸膺部、四肢末梢呈热偏离分布，尤以肢体远端最明显，更甚者出现典型的"手足心热"热态图特征；③双肾区、中焦呈冷偏离。以红外热成像仪测取受检者的双侧腋温，取双侧腋温平均值作为参照温度，称为$T_{腋}$，$\Delta T_{腋-督脉}$的均温为2.18℃，$\Delta T_{腋-胸膺}$的均温为−0.46℃，$\Delta T_{腋-中焦}$的均温为1.82℃，$\Delta T_{腋-头面}$的均温为−0.30℃，$\Delta T_{腋-左掌心}$的均

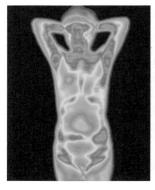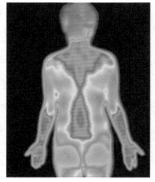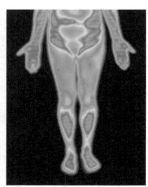

图 3-7-2　少阴阴虚体质的红外热结构特征

温为 -0.13℃，$\Delta T_{腋-右掌心}$的均温为 -0.14℃，$\Delta T_{腋-左足背}$的均温为 -0.39℃，$\Delta T_{腋-右足背}$的均温为 -0.44℃（表 3-7-3）。

表 3-7-3　少阴阴虚体质热结构表（ΔT，℃）

观察区域	ΔT 大椎
$\Delta T_{腋-督脉}$	2.18±0.58
$\Delta T_{腋-中焦}$	1.82±0.66
$\Delta T_{腋-胸膺}$	-0.46±0.25
$\Delta T_{腋-头面部}$	-0.30±0.2
$\Delta T_{腋-左掌心}$	-0.13±0.53
$\Delta T_{腋-右掌心}$	-0.14±0.51
$\Delta T_{腋-左足背}$	-0.39±0.53
$\Delta T_{腋-右足背}$	-0.44±0.47

注：ΔT 是一个差值，表示腋温与相应经络穴区红外皮温的温度差值，ΔT 越高，则表示该经络穴区的红外皮温越低。① $T_{腋-督}$ > 0.21℃，② $T_{腋-双手心}$ < 0℃（0 ～ 1.00℃为轻度，-1.01 ～ -3.00℃为中度，-3.01℃以上算重度），③ $T_{腋-头面部}$ < 0℃。满足①②③可诊断。

8. 与少阴体质相关的体质类型

心属火主神，肾属水主精，水火为人身立命之本，少阴体质以心肾阴阳两虚为基本病机，邪入少阴或从阳化热，或从阴化寒，这表明少阴体质既兼有阴虚的特质，又可见阳虚的本征。从九种体质来说，少阴体质是阴虚质与阳虚质相兼夹的体质类型。少阴阳虚体质是以阳虚为主要病证特点，这可以看作是阴阳两虚体质侧重于阳气虚损这一病机特点的综合功能状态；而少阴阴虚体质以阴虚为主要病证特点，这可以看作是阴阳两虚体质侧重于阴血不足这一病机特点的综合功能状态。在红外热成像上，少阴体质既与阳虚质有高度相似的红外热成像特点，又可兼见阴虚质部分的红外热成像特征。

第八节 厥阴体质的热力学研究

1. 厥阴的生理特点

《灵枢·阴阳系日月》载："此两阴交尽，谓之厥阴。"这说明厥阴为两阴交尽，阴气已到极尽之时，也预示着阴尽阳生、阴阳互化之意，故厥阴具有统摄人体之阴中用阳、阴极生阳的特性[10]。就经络而言，厥阴包含手厥阴心包经及足厥阴肝经，足厥阴肝经属肝络胆，肝脏藏血，主疏泄，性喜条达而恶抑郁，对阴血的化藏和阳气的升发起重要作用；此外，肝与胆互为表里，胆内寄相火、藏精汁、主疏泄。手厥阴心包为心之外卫，护藏心阴，镇潜肝阳。在生理情况下，肝脏疏泄条达，一身气机和畅，肝阳升发，升极而为心包镇潜，化为阴血；肝阴化藏，藏极而为肝脏升发，化为肝阳。阴尽阳生，极而复返，以维持人体的阴阳动态转化。在阴阳离合理论中，厥阴主阖，具有平衡阳气、化藏阴血、转化阴阳的作用[11]。

2. 厥阴病的病理特点

《素问·热论》中写道："伤寒一日，巨阳受之……六日，厥阴受之，厥阴脉循阴器而络于肝，故烦满而囊缩。"厥阴病是六经病症的最后阶段，为三阴经之末。病至厥阴，其病证可归纳为五类。

一是因肝木失调，心包也受邪犯，相火上炎为热，肝阳升发无力为寒，所致的上热下寒证，临床表现为：消渴，气上撞心，心中疼热，饥而不欲食，食则吐蛔，下之利不止，为寒热错杂证，治疗也当寒温并施，投以乌梅丸。

二是因病邪内陷，正邪交争，阴阳相互错杂，阳胜阴衰表现出来的热多寒少以及由阴胜阳衰而呈现的寒多热少，称之为厥逆胜复，临证表现为四肢厥逆与发热交错出现，如麻黄升麻汤证。

三是因久病血虚，气血紊乱，阴阳不能顺接，所致的各种厥逆证，如因素体血虚而又经脉受寒，寒邪凝滞，血行不利，阳气不能达于四肢末端，营血不能充盈血脉的血虚寒厥证，临床表现为手足厥冷，脉细欲绝，治以温经散寒、养血通脉为法，投以当归四逆汤治之。

四是因肝胃气逆，或湿热下注，或实热壅结，或脾胃虚寒所致的下利吐秽，如白头翁汤证与吴茱萸汤证。

五是因为肝血不足，不能濡养，出现的血虚肝寒证，临床表现为手足麻木，眼睛干涩，睡眠差，头晕耳鸣，面色苍白或面色萎黄，皮肤干燥，女性月经量少，脉细弱，治以养血温经通脉为法，投以黄芪桂枝五物汤或温经汤。

因此，厥阴的病变往往较为复杂，常以肝不藏血、血虚肝寒、阴阳之气不相顺接为主要病机，久病因血虚、肝阳虚、阴阳失衡易变生瘀血，变化多端，并沿着足厥阴肝经所循行的部位出现以上述病机为主的病变。如血虚肝寒体质的女性常合并出现子宫附件、甲状腺、乳房的占位性病变，而这些占位性病变又有局部血行不利、郁而生热的特点，呈现因虚致实、寒热错杂的状态。

综上，厥阴病的病证性质以虚实夹杂、寒热错杂为主，虚以阳气亏虚、肝血不足、脾胃虚寒为病机特点，实以血行不利、阴寒极盛、相火上炎为病机特点。

3. 厥阴体质的分类

根据厥阴病的病理特点，可知厥阴体质以肝不藏血、血虚肝寒、阴阳之气不相顺接为主要病机，若阳气未能及时胜复，则会出现血虚寒凝之寒厥。《伤寒论》337 条曰："凡厥者，阴阳气不相顺接也，便为厥。"足厥阴肝经下接手太阴肺经，肝藏营血，肺主卫气，营属阴，卫属阳，卫阳推动营血运行于脉中；卫阳虚弱，不能推动营血运行，则营血瘀滞，昼夜循行障碍，阴阳之气不相顺接，阴阳相贯之环不能承接。故可将厥阴体质分为厥阴血虚体质及厥阴血瘀体质。

厥阴血虚体质是因营血虚弱，寒凝经脉所致，临床表现为恶寒怕冷、手足厥冷、眩晕耳鸣、双目干涩、极易疲惫、稍劳则乏、脉细欲绝等。

厥阴血瘀体质因肝血不足，阴寒内盛，血行瘀滞不畅所致，临床表现为面部黑斑，眼胞周围晦暗无泽，口唇黯淡或紫，肌肤偏干或甲错，易患疼痛、结节等病变。舌淡暗，边有瘀斑或舌下脉络曲张，苔薄白、脉沉涩或结代等。

4. 厥阴体质的脏腑经络特点

"厥阴之为病，消渴，气上撞心，心中疼热，饥而不欲食，食则吐蛔，下之利不止"是厥阴病的总纲性条文，厥阴包括手厥阴心包经与足厥阴肝经，然在《伤寒论》中，厥阴主要涉及足厥阴肝经的功能。肝主疏泄而藏血，体阴而用阳，体阴指的是肝藏血的功能，用阳指肝主疏泄、调畅情志、调和脾胃、通利三焦的功能，故厥阴体质多表现为肝的体用失调。此外，肝胆互为表里，内寄少阳相火，相火为水中之火，其升发必须依靠厥阴肝血的涵养，只有厥阴精血充足，方可化生及涵养少阳之相火。肝胆的功能与脾胃密切相关：其一，脾胃为后天之本，精血生化之源。脾胃健旺，精血得以充养，少火之气方能由阴中顺利化生。其二，脾胃为气机之枢，而脾胃气机升降有赖于肝的疏泄功能正常与否，肝失疏泄则导致肝气横逆乘脾，出现呕逆、反酸、吐涎沫、腹胀腹痛、肠鸣、腹泻等，可按照疏肝健脾的治则进行治疗，方选乌梅丸、吴茱萸汤、四逆散、痛泻要方等。

5. 厥阴体质的判定条目

表 3-8-1　厥阴体质的判定条目

厥阴体质	没有	很少	有时	经常	总是
您容易恶寒怕冷、手足厥冷吗？					
您四肢受凉后会出现发白症状吗？					
您容易头晕耳鸣吗？					
您容易眼睛干涩吗？					
您身上有哪里疼痛吗？					
您的两颧部有细微血丝吗？					
您的皮肤容易出现青紫瘀斑（皮下出血）吗？					
您容易面色晦黯或出现黄褐斑吗？					
您容易忘事（健忘）、睡眠差（入睡困难，或易醒，或梦多）吗？					

6. 厥阴血虚体质的红外热结构图及特征

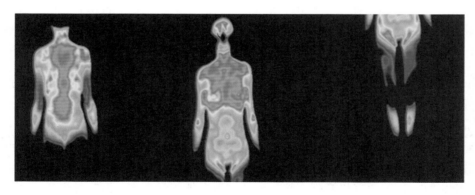

图 3-8-1　厥阴血虚体质的红外热结构特征

　　厥阴血虚体质的红外热结构特征（图 3-8-1）：①督脉红外轨迹显示不连续或不显影，部分节段出现凉偏离；②双上肢、双下肢至肘膝关节以下呈冷偏离，远心端冷偏离更明显（双掌心、双足背）。以红外热成像仪测取受检者的双侧腋温，取双侧腋温平均值作为参照温度，称为 $T_{腋}$，$\Delta T_{腋-督脉}$ 的均温约为 1.90℃，$\Delta T_{腋-中焦}$ 的均温约为 1.89℃，$\Delta T_{腋-左掌心}$ 的均温约为 3.61℃，$\Delta T_{腋-右掌心}$ 的均温约为 3.78℃，$\Delta T_{腋-左足背}$ 的均温约为 3.73℃，$\Delta T_{腋-右足背}$ 的均温约为 3.75℃（表 3-8-2）。

表 3-8-2　厥阴血虚质热结构表（ΔT，℃）

观察区域	ΔT 值
$\Delta T_{腋-督脉}$	1.90±0.18
$\Delta T_{腋-中焦}$	1.89±0.10
$\Delta T_{腋-左掌心}$	3.61±1.19
$\Delta T_{腋-右掌心}$	3.78±1.40
$\Delta T_{腋-左足背}$	3.73±1.81
$\Delta T_{腋-右足背}$	3.75±1.53

注：ΔT 是一个差值，表示腋温与相应经络穴区红外皮温的温度差值，ΔT 越高，则表示该经络穴区的红外皮温越低。① $T_{腋-督}$ > 0.21℃，② $T_{腋-双手心}$ > 2.8℃（2.80 ~ 3.50℃为轻度，3.51 ~ 6.00℃为中度，6.00℃以上算重度）。满足①②可诊断。

7. 厥阴血瘀体质的红外热结构图及特征

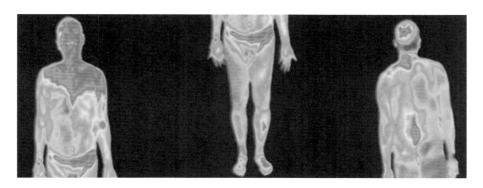

图 3-8-2　厥阴血瘀体质的红外热结构特征

厥阴血瘀体质红外热结构特征（图 3-8-2）：①督脉红外轨迹显示不连续或不显影，②躯干左右半身前后均呈不对称热态分布，温度高低差异性明显；③中焦呈冷偏离。以红外热成像仪测取受检者的双侧腋温，取

双侧腋温平均值作为参照温度，称为 $T_{腋}$， $\Delta T_{腋-督脉}$ 的均温约为 1.17℃，

$\Delta T_{腋-中焦}$ 的均温约为 1.35℃， $\Delta T_{|左半身-右半身|}$ 的均温约为 0.54℃， $\Delta T_{腋-左掌心}$

的均温约为 1.88℃， $\Delta T_{腋-右掌心}$ 的均温约为 2.31℃（表 3-8-3）。

表 3-8-3　厥阴血瘀质热结构表（ΔT，℃）

观察区域	ΔT 值
$\Delta T_{腋-督脉}$	1.17±0.70
$\Delta T_{腋-中焦}$	1.35±0.56
$\Delta T_{|左半身-右半身|}$	0.54±0.03
$\Delta T_{腋-左掌心}$	1.88±0.70
$\Delta T_{腋-右掌心}$	2.31±0.64

注：ΔT 是一个差值，ΔT 越高，则表示该经络穴区的红外皮温越低。① $T_{腋-督}$ ＞ 0.21℃，② $T_{|左半身-右半身|}$ ＞ 0.21℃（0.21～1℃为轻度，1.01～3.00℃为中度，3.01℃以上算重度），③ $T_{腋-双手心}$ ＞ 1.0℃。满足①②③可诊断。

8. 与厥阴体质相关的体质类型

肝藏血，主疏泄，心包属火，故厥阴体质以血虚肝寒、阴阳胜复、寒热错杂为基本病机，常见厥阴血虚体质、厥阴血瘀体质。厥阴血虚和厥阴血瘀体质又兼夹不同程度的阳虚，血为（阳）气的载体，血虚则（阳）气随血脱，可见手足逆冷；阳虚不能推动血行则生瘀血。可见，我们谈及厥阴血虚和厥阴血瘀体质，其实是包含了一定程度的阳虚，这也符合厥阴病作为三阴病之一，是具有"里、虚、寒"证的特点的，但厥阴病特殊之处在于其血虚不能养肝，故虚阳发越于上化热，故见"上热下寒、阴阳胜复"的变化，一定程度上掩盖了其"里、虚、寒"的特点，呈现阴阳之气不相顺接的阴阳极度失衡的状态。例如对乌梅丸以方测证，方中既有黄连、黄柏等清热利湿之品，亦有附子、干姜、桂枝、细辛、花椒等温阳散寒通络之药，还有当归、人参等益气活血之属，方虽以"乌梅"冠名，实则共奏温阳散寒、养血通络、清解郁热之功，且药物的分布以温阳为主。

厥阴血虚体质以肝肾阴血亏虚，阳气未复，进而出现血虚寒凝之证，其病机为阳虚血虚，这与兼夹体质阳虚血虚质有着相同的病理特征。厥阴血瘀体质属于厥阴病发展到后期，久病入络，久病必瘀，故演变为以阳虚为本、血瘀为标的病机，说明厥阴血瘀体质的本质是阳虚血瘀，在红外热成像图上，厥阴血虚质同时存在阳虚质与血虚质的红外热成像特征，厥阴血瘀体质与兼夹体质阳虚血瘀质红外热成像特征吻合。

附：兼夹体质的基本内容

1. 什么是兼夹体质

随着中医体质学研究的深入，不少学者发现，应用九种体质辨识量表进行体质辨识，单一偏颇体质诊断并不能全面客观地反映机体的综合功能状态。此外，随着人年龄的增长，体质呈现越来越复杂的变化。例如，气虚体质和阳虚体质往往在某一阶段可以重叠，阳虚常常兼有气虚，气虚并不一定兼有阳虚，两者在症状上均可出现（阳）气不能防御、固摄的恶寒、怕风、自汗等症状，阳虚体质往往在中老年人群中出现，而气虚体质的青年人如果失于调摄，久食生冷，久居湿地，亦可出现阳虚体质。又如阳虚体质个体，细分应有脾阳虚和肾阳虚的不同，在指导体质调摄的过程中应有所差异。阳虚体质常兼夹痰湿体质、瘀血体质，阳损及阴时，阳虚体质又可兼有阴虚体质等等。在临床上，笔者团队发现兼夹体质是一种普遍现象，它是各种偏颇体质同时存在、错综复杂的一种状态，在一定程度上能更精确地反映个体差异性。自《黄帝内经》开始便有了对兼夹体质的论述。《灵枢·行针》将人的体质划分为四型，分别是重阳型、重阳有阴型、阴多阳少型、阴阳和调型。章虚谷在《医门棒喝》中根据阴阳盛衰及虚实，从形体、肤色、神志、脉象、饮食等方面，将体质划分为阳盛阴虚、阴盛阳虚、阴阳俱盛和阴阳两弱四种类型。可见，兼夹体质是一种客观存在的体质现象，对兼夹体质进行深入研究，是提高个体化治疗效果的重要一环。

　　中医体质学认为，体质是一个随着个体发育的不同阶段而不断演变的生命过程，具有相对稳定性及动态可变性，一种体质类型不会在短时间内转变为另一种体质类型，但年龄因素、环境因素、社会因素、饮食因素和疾病因素等都能对体质产生一定的影响，从而改变体质状态，即体质可以从一种状态向另一种状态移行，在移行过程中，必然出现相兼状态即兼夹体质，兼夹体质是指同一机体同时具有两种或两种以上体质特征的体质状态。由于每个个体都是一个复杂的整体，由脏腑、经络联系在一起，协同完成机体的一系列生理功能，它们之间相互关联、相互影响，因此，一旦出现变化，脏腑、经络常相互适应、相互变化，其结果就是以兼夹体质的状态呈现出来，进而表现出不同的症状，引导我们根据其阴阳的偏颇进行调理。

　　九种体质从阴、阳、气、血、瘀、痰、湿等方面总括了中医临床上不同病理状态下人体的综合特征，然中医以阴阳为基，《景岳全书·传忠录》曰："凡诊病施治，必须先审阴阳，乃医道之大纲……医道虽繁，而可以一言蔽之者，曰阴阳而已。"由此可见阴阳是辨证辨病的基础。气血是阴阳在人体内部的表现形式和特征，痰湿和瘀血是在阴阳失衡之后所形成的病理产物，如阳气亏虚，气化无力，蒸腾失司，水湿停聚，酿湿为痰，而形成痰湿，其本在阳虚，标在痰湿。血瘀则因为阳气亏虚，不足以推动血液运行，瘀血内阻，其本在阳虚，标在血瘀。笔者团队近 10 年来对广西地区人群体质研究发现：临床上，单一的痰湿质、瘀血质比较少见，二者往往与阳虚质并见，这便构成了兼夹体质，如阳虚质兼血瘀质（阳虚血瘀质）、阳虚质兼痰湿质（阳虚痰湿质）。此外，其他兼夹体质如气郁质兼血虚质（气郁血虚质）、阳虚质兼血虚质（阳虚血虚质）、阳虚兼阴虚质（阴阳两虚质）等在临床上也较为多见。在上一章节六经体质的红外热力学研究中已谈到六经体质中的少阳郁热质（气郁质兼夹血虚质）、太阴痰湿质（阳虚质兼夹痰湿质）、少阴体质（阴虚质兼夹阳虚质）、厥阴体质（阳虚质兼夹血虚质 / 血瘀质）都存在兼夹体质这一综合功能状态。

2. 兼夹体质的辨识

兼夹体质的辨识与干预均属当前中医体质学研究的难点所在。现阶段对于兼夹体质的判定，在临床实践和科学研究中，一般根据《中医体质量表》和《中医体质分类与判定》标准进行体质辨识，主要采用判别分析法或者临界值判定方法。临界值判定方法按照《中医体质分类与判定》标准，采用 40 分（是否"是"某种体质的界值）或者 30 分（是否"倾向是"某种体质的界值）来判定。如偏颇体质判定：转化分 ≥ 40 分，判定为"是"；即至少有 2 种偏颇体质转化分数 ≥ 40 分，可判定为"兼夹体质"。上述方法虽有良好的适用性，但临床上在遇到多种体质如三种或四种甚至更多体质类型相兼时，此种办法则无法准确、有效地进行辨识判定。基于此，王琦教授团队研制出能实现综合客观评价兼夹体质的方法——雷达图[12]，可针对这 9 种体质信息进行综合分析，从而做出体质的辨析。

参考文献

［1］刘西强.浅谈黄煌体质学说［J］.辽宁中医杂志，2008（8）：1166-1167

［2］郑元让，何志雄.伤寒六经人的假设［J］.新中医，1983（2）：57-60

［3］赵进喜，倪博然，王世东，等.三阴三阳体质学说及其研究述评［J］.中华中医药杂志，2018，33（11）：4807-4812

［4］黄煌.药人方人说［N］.中国中医药报，2009-03-27（004）

［5］李真，冯晓东，张铭.六经体质学说及其对治未病的意义［J］.江苏中医药，2008（11）：105-106

［6］姚洁琼，李宜放.9种中医体质类型与方证体质的联系［J］.国医论坛，2015，30（5）：58-60

［7］王付.解读少阳病辨证论治体系［J］.中医药通报，2019，18（5）：5-8

［8］潘龙康，钱屠萧萧，潘鹏康，等.《伤寒论》与《黄帝内经》六经之辨［J］.中国中医基础医学杂志，2021，27（7）：1056-1058

［9］张登本，李翠娟，陈震霖.《黄帝内经》"三阴三阳"思维模型的基本特征［J］.中医药通报，2021，20（5）：1–4

［10］王付.解读厥阴病辨证论治体系［J］.中医药通报，2020，19（2）：15–17

［11］潘禹硕，谷松，李令康，等.广义六经辨证理论体系提出与研究［J］.辽宁中医药大学学报，2020，22（7）：107–110

［12］朱燕波.中医体质分类判定与兼夹体质的综合评价［J］.中华中医药杂志，2012，27（1）：40–42

第四章
六经辨病红外热力学病案举隅

第一节　太阳病病案

1. 自主神经功能紊乱（自汗证）

罗某，女，30 岁，因"反复淋漓汗出 1 年余"于 2018 年 7 月 14 日来诊。

现病史：患者诉近 1 年余不因外界刺激，时常汗出淋漓，以上半身为主，动则尤甚，平素易于感冒，鼻塞，流涕，恶风，困倦乏力，颈部酸痛不适，大便溏烂，日行 2～3 次，纳寐一般，小便调。曾到当地医院门诊就诊，诊断为"自主神经功能紊乱"，予补充维生素等治疗（具体不详）3 个月后，上述症状未见明显好转，现为求中西医结合治疗遂来诊。

既往史：既往有"过敏性鼻炎"病史 5 年，未予重视。否认病毒性肝炎、结核等传染病病史，否认药物及食物过敏史。

中医四诊：神清，精神一般，面色㿠白少华，舌淡红，苔薄白，脉浮缓。

红外热成像图如下（图 4-1-1）：

中医诊断：汗证。

证候诊断：肺卫气虚。

西医诊断：自主神经功能紊乱。

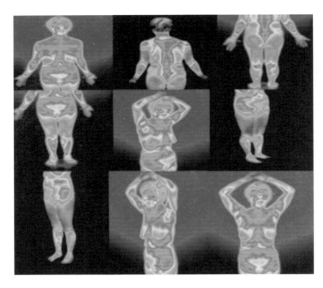

图 4-1-1

红外热成像检测报告：

大椎穴处、背部双侧膀胱经呈凉偏离，提示太阳膀胱经亏虚，卫外不固。

红外六经体质辨识：太阳表虚质。

红外中医体质辨识：气虚质。

按语：本病当属中医"汗证"范畴，缘由患者既往有过敏性鼻炎病史，病程日久导致肺气受损；肺气亏虚，则肺卫不固，腠理疏松，风邪袭表，风性开泄，则汗出；卫阳亏虚，卫外失司，则易感冒、恶风寒；风邪侵袭太阳经脉，经气不利，则颈部酸痛不适；风邪犯肺，肺窍不利，故见鼻塞、流涕；脉浮缓，为伤寒表虚证营卫不和之脉。结合患者红外热成像检测结果：大椎穴处、背部双侧膀胱经呈凉偏离则因大椎穴为六阳经交会之处，膀胱经为六经之藩篱，风邪首犯背部经脉，侵袭太阳，膀胱经气亏虚所致。

综观患者诸症，结合《伤寒论·太阳病篇》第 1 条"太阳之为病，脉浮，头项强痛而恶寒"，当知本病属"太阳病"范畴，病因为风邪袭表，太阳经脉受邪；病机为卫强营弱，营卫失和。中医治以调和营卫为法，方以桂枝汤加减。方中桂枝配芍药，一散一收，在发汗之中寓有敛汗之意，在和营之中又有调卫之功；生姜辛温发散，降逆止呕；大枣甘平补中，助芍药益阴而和营；炙甘草配伍桂枝辛甘化阳以助卫阳，配伍芍药酸甘化阴以滋营阴；加之党参、白术益气健脾，以助肺气；浮小麦、麻黄根固表止汗，荆芥和防风祛太阳经脉之风邪，辛夷和炒苍耳子解表通鼻窍，拟方如下：

桂枝 15g	生姜 15g	大枣 10g	炙甘草 6g
炒白芍 15g	党参 20g	炒白术 15g	浮小麦 30g
麻黄根 15g	防风 10g	荆芥 10g	辛夷 8g^{包煎}

炒苍耳子 6g^{包煎}

7 剂，日 1 剂，水煎为 300mL，分早晚饭后服

二诊：服上方后，患者诉汗出、鼻塞、流涕、恶风、颈部酸痛不适等症明显减轻，晨起偶有打喷嚏、流涕，仍有困倦乏力，予上方基础上改党参为人参 10g，加黄芪 30g，7 剂，服法同上。

三诊：患者诉症状已明显好转，继予二诊方药以巩固疗效。

2. 慢性胃肠炎（泄泻）

刘某，女，34 岁，因"反复解水样便 2 周"于 2018 年 8 月 29 日就诊。

现病史：患者诉 2 周在空调房里进食生冷食物后出现解水样便，日行 4 ～ 5 次，伴恶心欲吐，胃脘部痞满不适，恶风寒、汗出、腹部怕冷，无腹痛，无发热，无困倦乏力，无咳嗽咳痰，食欲欠佳，寐可，小便调。自行在家服用藿香正气口服液后，患者解水样便及恶心欲吐好转，余症未见缓解，且大便溏烂，日行 2 ～ 3 次，遂来诊。

既往史：既往体健。否认病毒性肝炎、结核等传染病病史，否认药物及食物过敏史。

平素易感冒。

中医四诊：神清，精神一般，面色少华，舌淡，苔白腻，脉浮滑。

辅助检查：

检查项目	检查结果
血液分析白细胞计数（WBC）	$8.35 \times 10^9/L$
中性粒细胞绝对值（NEUT）	$6.10 \times 10^9/L$
淋巴细胞百分比（LYM%）	9.20 %
C反应蛋白	7.22mg/L
大便常规	未见异常
纤维加电子胃十二指肠镜	慢性萎缩性胃炎

红外热成像图如下（图4-1-2）：

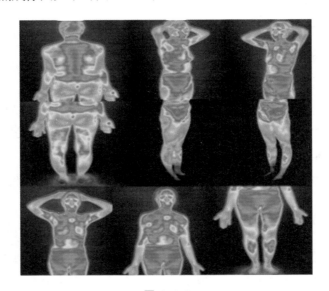

图4-1-2

中医诊断：泄泻

证候诊断：寒湿泄泻

西医诊断：慢性非萎缩性胃炎

红外热成像检测报告：

①大椎穴呈凉偏离，提示卫阳亏虚；

②中焦呈凉偏离，提示脾胃为寒湿之邪所困。

红外六经体质辨识：太阳表虚质

红外中医体质辨识：气虚质

按语：本病当属中医"泄泻"范畴。缘由患者进食生冷寒凉，感受寒湿之邪，损伤脾胃阳气，脾阳受损，则腹部怕冷；寒湿之邪困阻脾胃，脾胃气机不畅，则胃脘部痞满不适，脾胃气机升降失调，脾阳不升，浊阴不降，则恶心欲吐，大便稀烂。平素易感冒，则表明患者素体肺卫亏虚，卫外不固，则易感风寒之邪；寒邪客于肌表，则恶寒怕风。卫外受邪，营阴失守，则汗出。外感风寒，内伤寒湿，内外相合而发病。舌淡，苔白腻，脉浮滑，皆为外感风寒、内伤寒湿之象。

综观患者的红外热成像检测报告与以上诸症，结合《伤寒论·太阳病篇》第 163 条"太阳病，外证未除，而数下之，遂协热而利，利下不止，心下痞硬，表里不解者，桂枝人参汤主之"，当知本病应属"太阳合并太阴病"的范畴。治法以温里解表为法，方选桂枝人参汤加减。桂枝人参汤由理中汤合桂枝而成；理中汤具有温脾散寒、补气健脾之功，合桂枝则加强解表散寒、祛除表邪之功；辅以生姜既能助桂枝散寒解表，又能温胃止呕，佐以白豆蔻健脾祛湿，白芍与桂枝调和营卫以止汗出，红枣以健运中焦，诸药相伍，共奏温里解表之功。拟方如下：

桂枝 15g　　　　干姜 6g　　　　人参 10g　　　炙甘草 6g　　　炒白芍 15g

炒白术 15g　　　白豆蔻 6g^{后下}　　红枣 8g　　　　生姜 8g

7 剂，日 1 剂，水煎 300mL，分早晚饭后服。

二诊：服上方后，患者诉上症已明显减轻，但仍有胃脘部痞满不适，舌淡，苔白，脉弦滑，在上方基础上去炒白芍、红枣，加乌药 9g、香附 10g，14 剂，服法同上。

三诊：患者诉上症明显好转，偶有胃脘部胀闷不适，但程度已较前明显减轻，予二诊方药续服。

3. 支气管哮喘（喘证）

李某，男，18 岁，因"气喘、气促反复发作 1 个月余"于 2019 年 12 月 26 日就诊。

现病史：患者诉近 1 个多月来反复出现气喘、气促，感寒后尤甚，上症发作时可闻及喉间痰鸣声，时有咳嗽，咳吐白色清稀痰液，量多，于外院行肺功能、胸部 CT 检查，诊断"支气管哮喘急性发作"，经对症予抗炎、平喘解痉等治疗后（具体用药不详），上症明显改善，后间断吸入"舒利迭"以控制症状。昨日因天气变冷后，感受寒邪，上症再发，吸入沙美特罗替卡松（舒利迭）后仍有喘息、胸闷，时自咳嗽，咯中量白色痰，发作时不能平卧，伴恶寒、鼻塞、流涕、胃脘部痞闷不适，恶心无呕吐，无发热，无头晕头痛，纳寐一般，二便调。现为求中西医结合治疗，遂来诊。

既往史：既往体健。否认病毒性肝炎、结核等传染病病史。否认药物及食物过敏史。

平素喜爱运动锻炼，今年夏季因天气炎热，多以冰水解渴。

中医四诊：神清，精神可，体质壮实，面色㿠白，舌质淡红，苔白而腻，脉浮滑有力。

红外热成像图如下（图 4-1-3）：

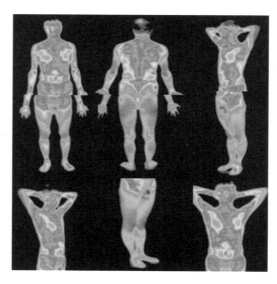

图 4-1-3

中医诊断：喘证

证候诊断：外寒内饮

西医诊断：支气管哮喘

红外热成像检测报告：

①脐周呈凉偏离，提示肠道功能虚弱，考虑存在肠易激综合征；

②颈部、颈肩部、肩背部呈片状热偏离分布，提示局部肌肉劳损；

③督脉红外轨迹显示连续，前胸部双肺投影区呈凉偏离，结合临床，提示寒饮停肺。

红外六经体质辨识：太阳表实质

红外中医体质辨识：平和质

按语：本病属中医"喘证"范畴，缘由患者平素嗜食寒饮，致寒饮内停，外因感受寒邪，内外相搏而发。寒邪犯肺，肺失宣发肃降，故气喘、气促、鼻塞、咳嗽、流清涕；寒饮之邪随气升降，停于肺则为痰饮，故而咳痰清稀量多；舌质淡红、苔白而腻、脉浮滑皆为外寒内饮之象。结合患者红外热成像检测结果，双肺呈凉偏离则由寒饮停肺所致。

综上，本病就六经辨病而言当属"太阳病"。《伤寒论·太阳病篇》40条："伤寒表不解，心下有水气，干呕发热而咳，或渴，或利，或噎，或小便不利、少腹满，或喘者，小青龙汤主之。"治法当以解表散寒、温肺化饮为法，方选小青龙汤加减。本方以麻黄、桂枝、白芍行营卫而散表邪，以干姜、细辛、姜半夏行水气而止咳，以五味子之酸而敛肺之逆气，以炙甘草之甘调和诸药，辅以健脾利水化湿之茯苓以补肺之母，苍术、橘红燥湿化痰，且苍术能祛风散邪，众药合用，以解表散寒、温肺化饮。拟方如下：

蜜麻黄 10g	桂枝 15g	白芍 15g	干姜 8g
细辛 5g	姜半夏 9g	五味子 10g	炙甘草 6g
茯苓 15g	橘红 15g	苍术 10g	

7剂，日1剂，水煎300mL，分早晚饭后服，并嘱其急性发作时仍需常规吸入"舒利迭"治疗。

二诊：服上方后，患者诉上症已减轻，已无鼻塞、流涕、恶寒，予改麻黄6g，继予14剂，服法同上。

三诊：患者诉上症已明显改善，偶有少许咳嗽、咳痰，痰质清、色白，气喘气促已不明显，舌淡红，苔白，脉滑实，辨证痰湿阻肺，予换方为二陈汤合三子养亲汤加减再服 7 剂，续观。

4. 过敏性鼻炎（鼻鼽）

韦某，男，18 岁，因"反复鼻塞流涕 2 年"于 2020 年 8 月 9 日至我院就诊。

现病史：患者诉近 2 年来晨起易出现鼻塞、鼻痒、打喷嚏、流清涕，时有咳嗽咳痰，肢体酸痛，上症遇风寒后加重；平素易汗出，活动后加重，易感疲倦乏力，少气懒言，大便溏烂不成形，日行 2 ～ 3 次，纳食欠佳，夜寐尚可，小便调。曾在外院就诊，经予完善相关检查后，诊断"过敏性鼻炎"，经予对症抗过敏治疗后（具体用药不详），症状有所好转，但每遇冬春寒冷天气仍会发作，现为求中西医治疗，遂来诊。

既往史：既往体健。否认传染病等病史，否认药物及食物过敏史。

中医四诊：神清，精神一般，面色㿠白少华，形体适中，舌淡胖，苔薄白，脉虚浮无力。

红外热成像图如下（图 4-1-4）：

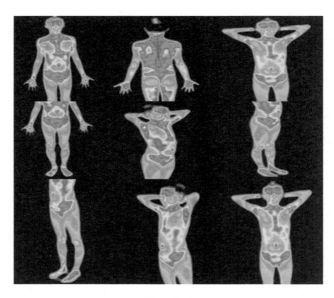

图 4-1-4

中医诊断：鼻鼽

证候诊断：肺脾气虚，卫表不固

西医诊断：过敏性鼻炎

红外热成像检测报告：

督脉红外轨迹显示连续，大椎穴、双肺投影区、中焦均呈凉偏离，提示肺卫不足，中焦脾胃亏虚。

红外六经体质辨识：太阳表虚质

红外中医体质辨识：气虚质

按语：本病属中医"鼻鼽"范畴。缘由患者病程日久，耗伤肺气，久病及母，以致肺脾气虚。肺气亏虚，失于宣肃，故而鼻塞、鼻痒、打喷嚏、流清涕、咳嗽咳痰；卫表不固，腠理疏松，风邪乘虚而入，故而易汗出，受风邪后加重；风邪善行数变，游走全身，故而周身肢体酸痛；肺金亏虚，日久累及脾土，脾胃亏虚，气血生化乏源，故而易困倦乏力，少气懒言；脾虚不能运化水湿，升降失司，故而纳差，大便溏烂。脾虚气血衰少，不能上荣于面，则面色㿠白少华；舌淡胖，苔薄白，脉虚浮无力，结合患者红外热成像特点：大椎穴、双肺投影区、中焦均呈凉偏离，均为肺脾气虚之象。

综观本病，以肺脾气虚为本，感受风寒为标。患者肺卫之气生化乏源，卫外不固，御邪无力，往往稍感风寒即发病，一般邪气不重，有虚多邪少的特点，但因其正气亏虚，一经发病，又常缠绵反复。是故治疗应以补虚为主，疏散外邪为辅，是谓里虚兼表不解之表里同病，故当表里同治，治以补虚解表为法。方选桂枝人参汤加减。方中以党参健脾益肺，生姜、干姜共用加强温中散寒之效，白术健脾益气，炙甘草调中补虚，共达温中补虚散寒之功，以桂枝、荆芥、防风疏散太阳之表邪，并以砂仁化湿开胃、温中行气，法半夏燥湿化痰，炒白芍敛阴止汗，大枣补中益气，浮小麦、麻黄根固表止汗，辛夷花、苍耳子辛温能窍。诸药相伍，共成温中补虚、解表通窍之剂，拟方如下：

桂枝 15g	白术 15g	党参 20g	炙甘草 6g
干姜 6g	砂仁 6g^{后下}	法半夏 6g	炒白芍 15g
生姜 6g	大枣 6g	浮小麦 30g	麻黄根 15g
防风 10g	荆芥 10g	辛夷花 10g^{包煎}	苍耳子 6g^{包煎}

7 剂，日 1 剂，水煎 300mL，分早晚饭后服。

二诊：患者诉服用上方后，鼻塞声重，流清涕、咳嗽咳痰等症状较前改善明显，但仍有疲倦乏力感，易汗出，舌淡胖，苔薄白，脉细弱，在上方基础上去荆芥，加炙黄芪 30g，14 剂，服法同上。

三诊：患者诉症状已明显好转，仅活动后有少许汗出，继予二诊方药以巩固疗效。

第二节　少阳病病案

1. 肠易激综合征（腹痛）

杨某，女，42 岁，因"反复腹部隐痛不适 1 年余"于 2018 年 6 月 9 日就诊。

现病史：患者诉近 1 年多来时感腹部隐痛不适，以脐周为主，情绪紧张或感压抑时较明显；伴间歇性腹泻，粪量少，呈糊状，含大量黏液，排便不尽感，3～4 次 / 日；无恶心呕吐，无呕血、便血，无发热，平素易咽干口苦、心烦，时有头晕，入睡困难，纳差，不欲食，小便调。曾到当地医院就诊，行肠镜检查未见明显异常，经予调节肠道菌群等治疗 3 个月后（具体用药不详），上述症状无明显好转。现为求中西医结合治疗来诊。

既往史：既往体健。否认病毒性肝炎、结核等传染病病史。否认药物及食物过敏史。

平素心情抑郁，闷闷不乐。

中医四诊：神清，精神紧张，表情焦虑，舌淡红而瘦小，苔白，脉弦细弱。

辅助检查：

检查项目	检查结果
纤维加电子胃十二指肠镜	慢性非萎缩性胃炎伴糜烂
纤维加电子结肠镜	未见异常

红外热成像图如下（图 4-2-1）

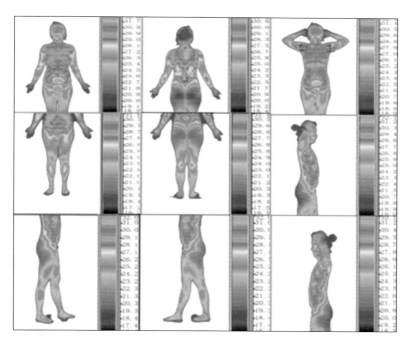

图 4-2-1

中医诊断：腹痛

证候诊断：肝郁脾虚证

西医诊断：肠易激综合征

红外热成像检测报告：

①剑突下呈热偏离，提示慢性胃炎；

②脐周呈凉偏离，提示肠道功能虚弱，考虑存在肠易激综合征；

③颈部、颈肩部、肩背部呈片状热偏离分布，提示局部肌肉劳损；腰部见片状高温分布，考虑存在腰椎病变；

④督脉红外轨迹显示连续，双胁肋呈片状热偏离，脐周呈凉偏离，双手双足呈冷偏离，提示肝经气机郁滞，横逆犯脾，脾胃虚弱，以致气血不能外达四末。

红外六经体质辨证：少阳郁热质

红外中医体质辨识：气郁质兼夹血虚质

按语：本病当属中医"腹痛"范畴，缘由患者肝气郁结，郁久化热，扰动少阳胆火，横逆犯脾，脾胃气机升降失调所致。足少阳胆腑，藏精汁，主决断，胆腑藏精汁和肝主疏泄的功能正常，精汁排泄有节度，可促进阳明胃的受纳和降浊，太阴脾的运化和升清。若肝气郁滞，胆腑郁热，蒸迫津液上溢则口苦；少阳之脉起于目锐眦，且胆与肝合，少阳木火之气循经上扰清窍，则头晕；胆腑郁热循经上扰心神，则寐差、心烦；肝气郁结，横逆犯脾，脾胃的受纳和运化功能减退，则纳差，不思饮食。脾主化湿，脾胃亏虚，则运化失司，湿邪下注，则腹隐痛、间歇性腹泻。《妇人大全良方》曰："妇女以血为基本""以肝为先天。"肝为情志之官，七情伤肝，直接影响肝之条达，故妇人多气郁、血虚。舌淡红而瘦小，苔白，脉弦细弱，均提示肝气不疏，气血不足。结合患者红外热成像检测，可见双胁肋呈片状热偏离，这是因双胁肋为肝胆经所过，肝气郁结，经脉气血不畅，郁久化热所致；脐周呈凉偏离则是因脐周为脾胃之所主，肝气郁结，横逆犯脾，脾胃虚弱所致；双手双足呈冷偏离则因四肢肌肉为脾所主，脾胃虚弱，不能化生血液，濡养四肢肌肉，故而呈冷偏离。

综上，本病就六经辨病而言，当属"少阳病"范畴，治以和解少阳、健脾疏肝。方用柴胡桂枝干姜汤合当归芍药散加减。方中柴胡疏肝解郁；柴胡、黄芩解少阳经邪，清少阳腑热，疏少阳气郁；桂枝配干姜，通阳化阴以畅三焦；干姜配炙甘草，辛甘化阳以温补脾阳；当归、白芍养血柔肝；炒白术、炙甘草、茯苓健脾养心；天花粉清热泻火以除烦，生牡蛎入肝经，以散肝气之郁结；川芎行气，疏解少阳气郁；泽泻祛湿泄热，清少阳腑热。具体拟方如下：

柴胡 15g　　当归 10g　　白芍 15g　　炒白术 15g

茯苓 15g　　炙甘草 8g　　干姜 8g　　川芎 15g

黄芩 9g　　桂枝 15g　　生牡蛎 8g^{先煎}　泽泻 15g

天花粉 15g

7 剂，日 1 剂，水煎 300mL，分早晚饭后服。

二诊：服上方后，患者诉上症已较前明显减轻，继予上方 14 剂，服法同前。

三诊：患者诉上症已明显好转。

2. 非器质性睡眠障碍（不寐）

患者杨某，女，39 岁，因"反复入睡困难半年余"于 2018 年 9 月 9 日就诊。

现病史：患者诉半年前因连续工作至深夜后出现入睡困难，至凌晨 3 点后方能入睡，但睡后易醒，醒后不能再寐，伴心烦、口干口苦、咽中异物感，无泛吐酸水，无呃逆嗳气，无胸骨后及胃脘部烧灼感，曾在私人诊所服用中药及针灸治疗，症状未见缓解。后又至某脑科医院就诊，诊断为"非器质性睡眠障碍"，经对症予安眠药（具体药物不详）治疗后，症状缓解，但停药后症状又反复，因担心药物依赖及副作用，遂来诊。症见入睡困难，寐后易醒，醒后再寐困难，口干口苦，咽中异物感，平素易有头晕、健忘、多梦、胸闷心慌，容易紧张，情绪低落，纳一般，小便调，大便日一行，先干后溏。

既往史：既往体健。否认病毒性肝炎、结核等传染病病史。否认药物及食物过敏史。

月经史：末次月经：2018-08-28。月经量少，色淡，质正常，偶有痛经，白带正常，无异味。

中医四诊：神清，精神欠佳，表情焦虑，情绪紧张，形体瘦长纤细，两侧额角头发可见斑秃，舌红，苔白，脉弦细弱。

红外热成像图如下（图 4-2-2）：

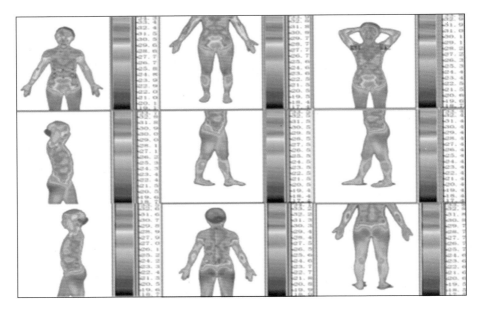

图 4-2-2

中医诊断：不寐

证候诊断：肝郁血虚证

西医诊断：非器质性睡眠障碍

红外热成像检测报告：

①额部生理热区呈热偏离，双侧睡眠线向上延伸，考虑存在睡眠欠佳；

②脐周呈凉偏离，提示肠道功能虚弱，考虑存在肠易激综合征；小腹部呈冷偏离，考虑存在宫寒；

③颈部、颈肩部、肩背部呈片状热偏离分布，提示局部肌肉劳损；

④督脉红外轨迹显示连续，双胁肋呈片状热偏离，脐周呈凉偏离，双手双足呈冷偏离，提示肝经气机郁滞，横逆犯脾，脾胃虚弱，以致气血不能外达四末。

红外六经体质辨识：少阳郁热质

红外中医体质辨识：气郁质兼夹血虚质

按语：本病当属中医"不寐"范畴，缘由患者长期熬夜，耗伤肝血，肝主情志，体阴而用阳，肝血不足，则肝气不疏，故闷闷不乐、情绪不畅；肝胆互为表里，肝气郁久易扰动胆火，致胆腑郁热，蒸迫津液上溢则口苦；灼伤津液则咽干；胆经郁热，上扰清窍，夜间 11 点至凌晨 3 点恰为肝胆经所主时间，此时肝胆经气血最为旺盛，更易加重胆火上炎，胆火易扰动心神，心神不安，则入睡困难；肝血不足，则心失所养，虚热内扰，故虚烦失眠、睡眠易醒、多梦。肝经上达颠顶，肝血不足，则头窍失养，故头晕、健忘。舌红、苔白、脉弦细弱乃为肝郁血虚之征。治疗上当以养血疏肝、清热除烦为法。结合患者红外热成像检测结果：双胁肋呈片状热偏离，脐周呈凉偏离，双手双足呈冷偏离则是因肝胆气机郁滞，横逆犯脾，以致脾胃虚弱，生化乏源，不能濡养四肢所致。

综上症，结合《金匮要略·血痹虚劳病脉证并治》"虚烦虚劳不得眠，酸枣仁汤主之"，故本病治以养血疏肝、清心除烦为法，中药予酸枣仁汤加减。方中炒酸枣仁性甘酸质润，入心、肝之经，养血补肝，宁心安神，为君药。茯苓宁心安神，并能健脾益气，知母苦寒质润，滋阴润燥，清热除烦，为臣药。三者合用，以助安神除烦之功。佐以川芎辛散，能调肝血，与大量炒酸枣仁相伍，辛散与酸收并用，补血与行血结合，具有养血调肝之妙；柴胡疏肝理气，疏解少阳气机，黄芩清泄胆经郁火；茯神、夜交藤宁心安神；人参、大枣益气健脾，以资气血生化之源；炙甘草助参、枣扶正，且能调和诸药，为使药。诸药合用，以养血安神兼清热除烦，使肝血得养，枢机得利，气血通畅，则诸症自除。具体拟方如下：

炒酸枣仁 15g	茯苓 20g	知母 15g	川芎 15g
柴胡 15g	黄芩 10g	人参 15g	大枣 8g
茯神 15g	夜交藤 30g	炙甘草 5g	

7 剂，日 1 剂，水煎 300mL，分早晚饭后服。

二诊：服上方后，患者诉入睡困难较前改善，凌晨 1 点左右已能入睡，睡后偶有醒来，但能立即入睡，仍有咽中异物感、心烦，偶有口苦，舌红，苔白，脉弦细，予上方基础上加姜厚朴 10g，法半夏 6g，苏梗 12g，14 剂，服法同前。

三诊：患者诉夜间 12 点左右已能入睡，偶有咽中异物感，余无不适，继予二诊方药服之，续观。

3. 慢性乙型病毒性肝炎（虚劳）

刘某，女，35 岁，患者因"反复困倦乏力 1 年余"于 2018 年 7 月 12 日就诊。

现病史：患者诉近 1 年多来无明显诱因下出现困倦乏力，劳累后加重，休息后缓解，伴心烦易怒，情绪急躁，口苦，咽干，时有右胁肋隐痛，手足怕冷，经前乳房胀痛，纳欠佳，寐一般，小便黄，大便溏。曾在外院查肝功能提示谷丙转氨酶、谷草转氨酶偏高，乙肝病毒表面抗原阳性，HBV-DNA（＋）（具体结果不详），诊断为"慢性乙型病毒性肝炎"，予抗病毒、护肝等治疗后症状稍缓解，但上症遇劳累后仍反复发作，现为求中西医结合诊治，遂来诊。

既往史：既往有"慢性乙肝病毒携带"病史 20 余年，现规律服用"恩替卡韦分散片，0.5mg，每日 1 片"抗病毒治疗，有"胆囊息肉"病史，否认其他病史。否认结核等传染病病史。否认药物及食物过敏史。

中医四诊：神清，精神欠佳，表情紧张，舌体瘦小，舌淡苔白腻，脉弦细。

月经史：平素月经不规则，月经量少，2～3 天即干净，白带量稍多。末次月经：2018-07-06。

辅助检查：

检查项目	检查结果
甲胎蛋白	10μg/L
血液分析	未见异常
肝功能	ALT：35U/L、AST 38U/L、Alb 42g/L
乙肝两对半（定性）	乙肝表面抗原、乙肝 e 抗原、乙肝核心抗体三项阳性
乙肝病毒 DNA	＜ $1.0×10^2$copies/mL
腹部彩超	胆囊息肉，肝、脾、胰未见明显异常

红外热成像图如下（图 4-2-3）：

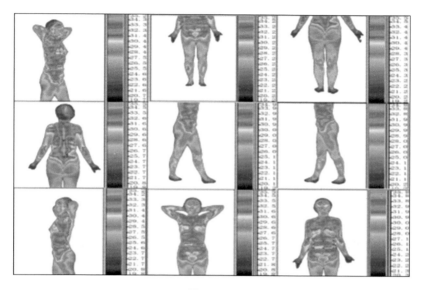

图 4-2-3

中医诊断：虚劳

证候诊断：肝郁脾虚证

西医诊断：慢性乙型病毒性肝炎

红外热成像检测报告：

①咽部生理热区呈热偏离分布，考虑存在局部炎症可能；

②剑突下见片状高温分布，考虑存在慢性胃炎；

③右胁肋区呈片状高温分布，提示肝脏负荷增加；

④督脉红外轨迹显示连续，双胁肋呈片状热偏离，双手双足呈冷偏离，提示肝经气机郁滞，经络痹阻，以致气血不能外达四末。

红外六经体质诊断：少阳郁热质

红外中医体质辨识：气郁质兼夹血虚质

按语：本病当属中医"虚劳"范畴，缘由患者感染邪毒日久，耗伤肝血，肝体阴而用阳，藏血而主疏泄，肝血不足则肝气不疏，气机不畅，横逆犯脾，脾胃亏虚，气血生化乏源，而发为本病。《伤寒论·少阳病篇》263 条："少阳之为病，口苦，咽干，目眩也。"足少阳胆腑，藏精汁，主决断。肝主藏血，寄相火，主疏泄，喜条达而恶抑郁；患者平素情志抑郁，加之感染乙肝病毒，导致肝胆的疏泄功能失调，气机不畅，故见胁肋隐痛不适；肝气横逆犯脾，致脾胃虚弱，气血生化乏源，肢体失于濡养，故见全身困倦乏力、月经量少；脾胃亏虚，不能运化水湿，水湿之邪入侵带脉，则白带量多，舌淡、苔白腻、脉弦细皆为肝郁脾虚之征象。结合患者红外热成像检测结果，双胁肋呈片状热偏离，双手双足呈冷偏离，提示肝气不疏，横逆犯脾，脾胃亏虚，气血生化乏源，血不达四末。

综观所患诸症，当属"少阳病"的范畴，中医治以疏肝理气、健脾养血为法，方选四逆散加减。方中以柴胡疏肝解郁，用以为君。香附、川楝子理气疏肝，合延胡索以行气止痛，二药相合，助柴胡以解肝经之郁滞，并增行气活血止痛之效，共为臣药。陈皮、枳实理气行滞，当归、白芍养血柔肝，缓急止痛，均为佐药。党参、甘草健脾益气，且炙甘草能调和诸药，为使药，叶下珠、益智仁为现代研究具有抗乙肝病毒作用的药对。诸药相合，共奏疏肝理气、健脾养血之功。

柴胡 15g	白芍 15g	枳实 15g	炙甘草 6g
香附 10g	陈皮 15g	当归 9g	川楝子 6g
叶下珠 40g	益智仁 20g	党参 20g	延胡索 15g

7 剂，日 1 剂，水煎 300mL，分早晚饭后服。

二诊：服上方后，上症已明显改善，劳累后仍有困倦乏力、大便溏烂，予上方基础上去川楝子、延胡索，改党参为人参 10g，加炒白术 20g，茯苓 20g，川芎 10g，14 剂，服法同前。

三诊：上症已明显好转，继予二诊方药续服。

4. 焦虑状态（郁病）

刘某，女，48 岁，因"反复胸部满闷 5 年余"于 2019 年 3 月 12 日就诊。

现病史：患者诉 5 年前因家里突发变故后出现胸部满闷、心慌，无心痛，无放射痛，心情烦闷时及情绪紧张时尤甚，发作无规律，无夜间阵发性呼吸困难，无下肢水肿，伴咽干口苦，时有嗳气呃逆，心烦气躁，惊恐不安，胁肋部时有隐痛不适，四肢倦怠乏力，手足怕冷，平素易恶风怕冷，烦躁易怒，纳呆，入睡困难，睡后易惊醒，小便调，大便溏。曾到外院行"心肌酶、心电图、24小时动态心电图、心脏彩超、冠脉造影检查均未见明显异常"，建议其去心理科就诊，诊断为"焦虑状态"，予对症抗焦虑治疗，考虑药物副作用大，拒绝服用。现为求中医药治疗，遂来诊。

既往史：既往体健。否认病毒性肝炎、结核等传染病病史。否认药物及食物过敏史。

月经史：14岁月经初潮，3～5天/28～30天，平素月经量少，月经色暗有血块，近期月经周期不规律，3～4个月行1次，末次月经：2018-12-02。

中医四诊：神清，精神紧张，表情焦虑，面色晦暗，体型偏瘦，双手不温，指甲偏白而无血色，舌体瘦小，舌质红，苔白，脉弦细。

辅助检查：

检查项目	检查结果
心电图	窦性心律，正常心电图
女性激素六项	孕酮（PROG）：0.08ng/mL
	雌二醇（E2）：21pg/mL
	垂体泌乳素（PRL）：6.96ng/mL
	促卵泡激素（FSH）：40.24mIU/mL
	促黄体生成素（LH）：12.09mIU/mL
	睾酮（TEST）：0.50ng/mL

红外热成像图如图4-2-4。

中医诊断：郁病

证候诊断：肝郁脾虚证

西医诊断：①焦虑状态，②围绝经期综合征

中医体质辨识：气郁质兼夹血虚质

红外热成像检测报告：

①额部生理热区呈热偏离分布，双侧睡眠线向上延伸，考虑存在睡眠欠佳；

②上腹部、脐周呈凉偏离，提示脾胃亏虚，考虑存在胃肠功能紊乱；

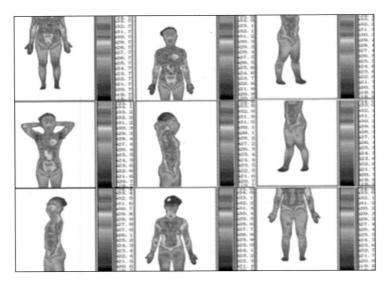

图 4-2-4

③颈部投影区呈凉偏离，考虑存在椎基底动脉供血欠佳；大椎穴处呈凉偏离，提示平素易恶风怕冷可能；

④督脉红外轨迹显示连续，双胁肋呈片状热偏离，脐周呈凉偏离，双手双足呈冷偏离，提示肝经气机郁滞，经络痹阻，以致气血不能外达四末。

红外六经体质辨识：少阳郁热质

红外中医体质辨识：气郁质兼夹血虚质

按语：本病当属中医"郁病"范畴。缘由患者突遭变故，肝气不能疏泄，气机郁闭于内，郁久化热，结于胸中，故而胸部满闷。肝气不疏，气机不通，肝木横逆犯脾，脾胃运化失司，气机升降失调，故嗳气呃逆、纳呆、大便溏；脾主四肢肌肉，脾胃气虚，故而容易四肢倦怠、困倦乏力；肝胆互为表里，肝气郁久化热，扰动胆火，则心烦气躁，惊恐不安，口苦咽干，入睡困难。气郁于内，精血不能外达四末，则四肢不温、手足怕冷；舌体瘦小，舌质红，苔白，脉弦细，皆为肝郁脾虚之象。结合红外热成像检测结果：督脉红外轨迹显示连续，双胁肋呈片状热偏离，脐周呈凉偏离，双手双足呈冷偏离，皆为肝气郁久于内，气血不能外达而呈现的"气郁血虚"之象。

综上，本案中医治法主以疏肝健脾，辅以镇惊安神。方选柴胡加龙骨牡蛎汤加减，本方出自《伤寒论》107 条 "伤寒八九日，下之，胸满烦惊，小便不利，谵语，一身尽重，不可转侧者，柴胡加龙骨牡蛎汤主之"，条文中病机为少阳枢机不利，郁久化热，热入血分，扰动心神，现代多用来治疗以神志异常为突出表现的少阳病，柴胡加龙骨牡蛎汤原方中铅丹有一定毒性，故以珍珠母、磁石加以替代。方中以小柴胡汤和解少阳、清泻胆经郁热，以治情绪抑郁不宁；桂枝通阳化气，宽胸理气，以治心胸烦闷；生龙骨、生牡蛎、珍珠母、磁石能重镇安神，以治心烦气躁，惊恐不安；众药共奏和解少阳、疏肝健脾、镇惊安神之功。拟处方药如下：

柴胡 12g	法半夏 8g	党参 20g	生姜 8g
大枣 10g	黄芩 12g	炙甘草 6g	桂枝 15g
生龙骨 30g^{先煎}	生牡蛎 30g^{先煎}	磁石 20g^{先煎}	珍珠母 20g^{先煎}

7 剂，日 1 剂，水煎 300mL，分早晚饭后服。

二诊：服上方后，患者胸部满闷、心慌、惊恐不安、睡后易惊醒等症状明显改善，但诉仍有入睡困难，容易心烦气燥，舌体瘦小，舌质红，苔白，脉弦细，予上方基础上加炒酸枣仁 15g，茯神 20g，当归 6g，川芎 10g，14 剂，服法同前。

三诊：患者诉入睡困难已明显好转，情绪波动时偶有心慌、心烦，舌体瘦小，舌质红，苔白，脉弦细，予续前方。

第三节 阳明病病案

1. 肠系膜淋巴结炎（腹痛）

李某，男，6 岁，因 "反复腹部隐痛 5 天" 于 2018 年 9 月 20 日就诊。

患者家属代诉患儿于 5 天前无明显诱因下开始出现腹痛，呈阵发性，以脐周为主，无腹胀，无恶心呕吐，无腹泻，无发热恶寒，口臭，大便干结，3 天一行。当时到外院就诊，行腹部彩超检查提示 "肠系膜淋巴结肿大"，经对症治疗后（具体不详），上述症状未见明显好转，现为求中西医结合治疗遂来诊。现症见：腹痛，呈阵发性，以脐周为主，口气酸臭，无恶心呕吐，无吞咽困难，无胸闷胸痛，无发热恶寒，无咳嗽咳痰，大便干结难解，无血便，小便少，纳差，寐一般。

既往史：既往体健。否认病毒性肝炎、结核等传染病病史。否认药物及食物过敏史。

平素偏嗜肉食及味重之品。

中医四诊：神清，精神一般，体形偏瘦，面色少华，舌质红，舌尖起芒刺，苔黄腻，脉滑数。

红外热成像图如下（图4-3-1）：

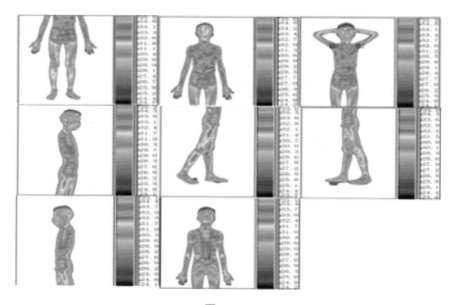

图 4-3-1

中医诊断：腹痛

证候诊断：饮食停滞证

西医诊断：肠系膜淋巴结炎

红外热成像检测报告：

①腹部升降结肠投影区呈热偏离，提示存在肠道壅滞，气血不通；

②颈部、颈肩部、肩背部投影区呈片状热偏离，提示存在局部经络壅滞，考虑平素存在低头过度所致；

③督脉红外轨迹显示连续，腹部投影区呈异常热偏离，提示胃肠气机壅滞，久而化热，里热炽盛。

红外六经体质辨识：阳明里热质

红外中医体质辨识：湿热质

按语：本病当属"腹痛"范畴。缘由患儿平素饮食不节，偏嗜肉食及味重之品，胃肠饮食积滞，损伤脾胃，脾胃气机壅滞，阻滞阳明经脉，腑气壅遏，经气不利，易久而化热，热灼胃肠津液以致肠燥津亏，出现腹痛、大便干结、小便少。胃肠积食，胃气不降，则口气酸臭。舌质红，舌尖起芒刺，苔黄腻，脉滑数，皆为饮食积滞，久而化热之证。结合患者红外热成像检测结果：升、降结肠投影区、脐周呈热偏离，提示胃肠郁热，阳明经气不利，腑气不通。《伤寒论·阳明病篇》第 180 条谓："阳明之为病，胃家实是也。"综观患者诸症，六经辨病当属"阳明病"范畴。中医治以轻下热结为法，方用小承气汤加减。方中大黄荡涤实热，厚朴除胀满，枳壳配合桔梗一升一降，消痞实，通腑气，加之绵萆薢、薏苡仁、白豆蔻及广藿香健脾化湿和中，山楂、麦芽消食化积，炙甘草健脾和中，调和诸药，拟方如下：

大黄 3g	厚朴 9g	麸炒枳壳 5g	桔梗 9g
绵萆薢 6g	薏苡仁 6g	白豆蔻 9g后下	广藿香 9g后下
山楂 10g	炙甘草 10g		

7 剂，日 1 剂，水煎 200mL，分早晚饭后服，并嘱加强饮食调摄。

二诊：服上方后，上症明显已好转，继予上方 5 剂续服。

2. 肠易激综合征（便秘）

李某，男，24 岁，患者因"反复大便干结难解 1 年余"于 2019 年 9 月 24 日就诊。

现病史：患者诉近 1 年多来无明显诱因下出现大便干结难解，呈羊粪状，3～4日一行，伴腹部胀痛，以脐周为主，饭后尤甚，痛时拒按，平素口干口苦，口气臭秽，嗳气，容易困倦乏力，无恶心呕吐，小便黄，纳可，寐一般。自行在家予开塞露塞肛后，方能解出，但停药后，上症又反复发作，因害怕长期用开塞露会造成依赖，遂来诊。

既往史：既往体健。否认病毒性肝炎、结核等传染病病史。否认药物及食物过敏史。

平素嗜食辛辣食物，嗜烟酒，平均每天1包烟。

中医四诊：神清，精神一般，面部油脂可见，鼻头及两颊散在分布暗红色痤疮，舌红，苔黄厚腻，脉滑数。

辅助检查：

检查项目	检查结果
纤维加电子结肠镜	未见异常

红外热成像图如下（图4-3-2）：

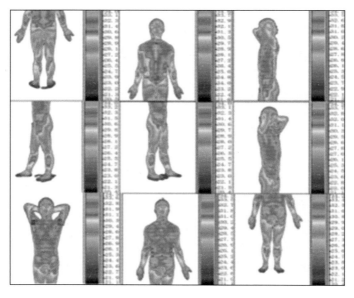

图4-3-2

中医诊断：便秘

证候诊断：湿热蕴结

西医诊断：肠易激综合征（便秘型）

红外热成像检测报告：

①剑突下见片状高温分布，考虑存在慢性胃炎；

②腹部升降结肠投影区呈热偏离，提示存在肠道壅滞，气血不通；

③肩背部投影区呈片状热偏离，提示存在局部经络壅滞，考虑存在肌肉劳损；

④督脉红外轨迹显示连续，腹部投影区呈异常热偏离，提示胃肠气机壅滞，久而化热，里热炽盛。

红外六经体质辨识：阳明里热质

红外中医体质辨识：湿热质

按语：本病当属中医"便秘"范畴，缘由患者平素嗜食辛辣食物，好烟酒，导致热结肠胃以致胃肠气滞，肠腑气机不通，故大便干结难解、腹部拒按；里热炽盛，煎灼津液，津液不能上承，故口干口苦，口中异味。舌红，苔黄厚腻，脉滑数，为湿热内蕴之象。结合患者红外热成像检测结果：腹部呈异常高温分布，提示阳明经气不利，腑气不通。

综观患者所患诸症，六经辨病当属"阳明病"的范畴。《伤寒论·阳明病篇》215条："阳明病，谵语，有潮热，反不能食者，胃中必有燥屎五六枚也；若能食者，但硬耳；宜大承气汤下之。"故本案中医治法以峻下热结为法，方用大承气汤合三仁汤加减。方中大黄泻热通便，荡涤肠胃；积滞内阻，则腑气不通，故以姜厚朴、枳实行气散结、消痞除满，并助大黄推荡积滞以加速热结之排泄；杏仁宣利上焦肺气，气行则湿化；白豆蔻芳香化湿，行气宽中，畅中焦之脾气；薏苡仁甘淡性寒，渗湿利水而健脾，使湿热从下焦而去。三仁合用，三焦分消。滑石、通草、竹叶甘寒淡渗，加强利湿清热之功，法半夏助姜厚朴行气化湿，散结除满，诸药合用，共奏峻下热结、清热化湿之效。具体方药如下：

大黄 10g^{后下}	姜厚朴 15g	枳实 12g	法半夏 9g
杏仁 9g	白豆蔻 15g^{后下}	薏苡仁 20g	通草 10g
竹叶 10g	滑石 10g^{包煎}		

7 剂，日 1 剂，水煎 300mL，分早晚饭后服。

二诊：服上方后，患者诉上症已明显改善，每日能正常排便，但仍有口气臭秽，舌红，苔黄稍腻，脉滑数，予上方去滑石，加藿香 15g，佩兰 15g，14 剂，服法同前。

三诊：患者诉上症已明显好转。

3. 急性阑尾炎（腹痛）

黄某，男，45 岁，因"脐周疼痛 1 天"于 2019 年 12 月 24 日就诊。

现病史：患者诉 1 天前因暴饮暴食后出现脐周疼痛，以阵发性钝痛为主，后牵扯至右下腹部疼痛，恶心欲吐，无恶寒发热，大便干硬难解，遂至我院急诊科就诊，查上下腹部 CT 提示"急性阑尾炎并粪石形成"，建议行手术治疗，患者因刚行其他手术治疗后 1 个月，暂不愿再行手术，予签字拒绝，急诊予对症止痛后，建议其行中医药治疗，遂来诊，症见：脐周疼痛已较前有所改善，但胀闷不适，仍恶心欲吐，口干口苦，黏腻不爽，心烦，易困倦乏力，无恶寒发热，纳寐一般，小便黄，大便干硬难解。

既往史：既往有"胆囊结石"病史，于 1 个月前行胆囊切除术。否认病毒性肝炎、结核等传染病病史，否认食物及药物过敏史。

平素嗜食烟酒及肥甘厚腻。

中医四诊：神清，精神差，面色暗黄，痛苦面容，面部油光，舌红，苔黄燥，脉濡数。

辅助检查：

检查项目	检查结果
全腹 CT 平扫	考虑急性阑尾炎伴阑尾粪石形成
C 反应蛋白	7.35mg/L
血常规	白细胞 22.35×10^9/L
	中性粒细胞百分比 92.6%
	中性粒细胞绝对值 20.70×10^9/L

红外热成像图如图 4-3-3。

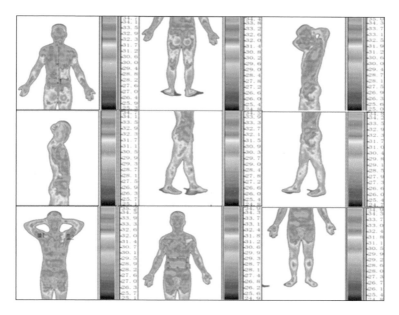

图 4-3-3

中医诊断：腹痛

证候诊断：湿热蕴结证

西医诊断：急性阑尾炎

红外热成像检测报告：

①腹部横结肠投影区呈热偏离，提示存在肠道壅滞，气血不通；

②双膝关节呈不对称热态分布，提示膝关节炎症可能；

③督脉红外轨迹显示连续，腹部投影区呈异常热偏离，提示胃肠气机壅滞，久而化热，里热炽盛。

红外六经体质辨识：阳明里热质

红外中医体质辨识：湿热质

按语：本病当属中医"腹痛"等范畴，缘由患者饮食不节，恣食肥甘厚腻，酿生湿热，蕴蓄肠胃，腑气通降不利，气机阻滞所致，正如《素问·痹论》所说："饮食自倍，肠胃乃伤。"本案患者暴饮暴食，伤及脾胃，湿热内蕴，脾不散精，津液不得上承，故口干、口黏不爽；湿邪阻滞气机，腑气不通降，则腹胀、大便干硬难解；湿热之邪困阻中焦，则脾之清阳不升，浊阴不降，故困倦乏力，恶心；湿热之邪郁久化火，邪热循经上扰，则口苦，心烦气躁；舌红，苔黄燥，脉濡数，皆为湿热蕴结之象。结合患者红外皮温特点，腹部横结肠投影区呈热偏离，则提示胃肠热盛气壅，热盛伤津，致肠燥津亏，腑气不通，故当属阳明腑实之证。综上，本病六经辨病当属"阳明病－阳明腑实"之范畴，治宜清热祛湿，通降腑气，行气止痛。方选大承气汤合大黄牡丹皮汤加减。方中大黄泻热通便，荡涤肠胃，芒硝软坚散结，协大黄荡涤实热，促其速下，共为君药；积滞内阻，则腑气不通，故以厚朴、枳实行气散结，消痞除满，并助大黄推荡积滞以加速热结之排泄；白芍缓急止痛，与大黄相配可治腹痛，与枳实相伍可以理气和血，共为臣药；佐以黄芩泻火解毒、清热燥湿，半夏和胃降逆，配伍大量生姜，以治胃气不降之恶心；湿热郁蒸，气血凝聚，予桃仁性善破血，牡丹皮凉血清热，活血散瘀，二者合用，共泻肠腑湿热瘀结；冬瓜仁清理利湿，导肠腑垢浊，排脓消痈；炙甘草调和诸药。众药合用，以清热祛湿，通降腑气，行气止痛。具体处方如下：

大黄 10g	芒硝 10g	姜厚朴 15g	枳实 12g
桃仁 15g	牡丹皮 15g	法半夏 8g	冬瓜仁 20g
黄芩 12g	白芍 30g	炙甘草 6g	

5 剂，日 1 剂，水煎 300mL，分早晚饭后服，嘱患者服药期间病情若加重，需立即来院对症处理。

二诊：服上方后，患者诉服药第 1 天，解大便 5～7 次，呈稀烂便，量多臭秽，腹痛明显缓解；服药第 3 天，继续解烂便 3～5 次，已无腹痛，遂自行停药。现觉困倦乏力，舌淡红，苔黄稍腻，脉细弱，复查阑尾彩超提示未见粪石，血常规：白细胞计数：$8.37×10^9$/L。换方予藿香正气汤加减以固护中焦胃气。

4. 不完全性肠梗阻（腹痛）

吴某，男，65 岁，因"腹部隐痛不适伴呕吐胃内容物 2 天"于 2020 年 3 月 8 日就诊。

现病史：患者诉 2 天前因饮酒后出现腹部隐痛不适，呈阵发性，脐周明显，无放射痛，伴有恶心呕吐，呕吐胃内容物 4 次，量不详，无咖啡样物，无胸闷、发热、气促、心悸等不适，患者未予重视，现为求中医药治疗，遂来诊。症见：腹部隐痛不适，呈阵发性发作，以脐周明显，时有恶心欲吐，无放射痛，无嗳气反酸，无发热恶寒，口中黏腻不爽，纳食欠佳，寐可，小便黄而少，近两日来解大便 1 次，量少干硬难解，臭秽难闻，肛门灼热感。平素易口干口苦，胸胁胀闷不适，情绪急躁时尤甚。

既往史：既往体健。否认病毒性肝炎、结核等传染病史。否认外伤及手术史，否认食物及药物过敏史。

平素嗜食烟酒及肥甘厚腻，性情急躁易怒。

中医四诊：神清，精神一般，面色暗黄，舌红，苔黄腻而燥，脉弦滑有力。

辅助检查：

检查项目	检查结果
血液分析	未见异常
C 反应蛋白	7.22mg/L
肝功能	未见异常
腹部彩超	肝脏、胆囊、脾脏、胰腺声像图未见明显异常
腹部立位平片	①不全性低位小肠梗阻；②胸腰椎退行性病变

红外热成像图如图 4-3-4。

中医诊断：腹痛病

证候诊断：湿热壅滞证

西医诊断：不完全性肠梗阻

红外热成像检测报告：

①大腹呈热偏离分布，提示胃肠功能紊乱，胃肠壅滞，气机不通；

②颈部投影区呈凉偏离，提示存在椎基底动脉供血欠佳，考虑平素偶有头晕可能。

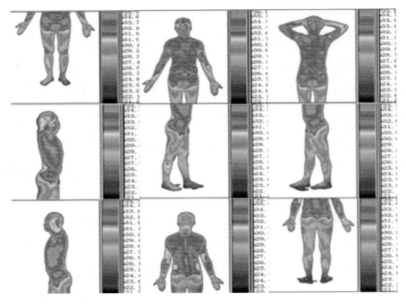

图 4-3-4

红外六经体质辨识：阳明里热质

红外中医体质辨识：湿热质

按语：本案属中医"腹痛"范畴，缘由患者平素嗜食肥甘厚腻及烟酒，致湿热壅于胃肠，阻滞气机，腑气不通，则腹痛、大便干硬难解；湿阻脾胃，脾胃气机升降失调，津液不能上承，则口干、口中黏腻不爽、恶心欲吐；热邪灼津耗液，则小便黄而少。患者平素性情急躁，致肝胆气机郁滞，郁久化火，胆火上炎，则胸胁胀闷不适，口苦口干；舌红，苔黄腻而燥，脉弦滑有力，均为一派湿热壅阻气机，郁久化热之象。结合患者红外热成像图特点，大腹部呈热偏离，提示湿热之邪阻碍中焦，中焦气机阻滞，腑气不通。

综上，患者湿、热、郁、火合而为病，既存在少阳枢机不利之少阳病，又伴随湿热之邪郁于肠道、腑气不通之阳明病，故当辨为"少阳阳明合病"，治法以清热祛湿、行气导滞、理气通便，方选大柴胡汤加减。方中重用柴胡为君药，配臣药黄芩和解清热，以除少阳之邪；轻用大黄配枳实以内泻阳明热结，行气消痞，亦为臣药。白芍柔肝缓急止痛，与大黄相配可治腹痛，与枳实、厚朴相伍可以理气和血，以除胸胁胀满不适；大黄、枳实、厚朴三者合用尚能通降腑气，行气通便；半夏和胃降逆，配伍大量生姜，以治恶心欲吐，共为佐药。党参、大枣与生姜相配，能和营卫而行津液，并能健脾和胃，炙甘草调和诸药，众药合用以清热祛湿、行气导滞、理气通便。方药如下：

柴胡 15g 　　黄芩 12g 　　大黄 8g 　　白芍 15g

党参片 10g 　　法半夏 9g 　　姜厚朴 15g 　　枳实 12g

生姜 10g 　　炙甘草 6g 　　大枣 10g

7 剂，日 1 剂，水煎 300mL，分早晚饭后服。

二诊：服上方后，患者诉上症已明显改善，无呕吐，腹痛症状减轻，续予前方 7 剂，服法同前。

三诊：患者诉上症已明显好转。

第四节　太阴病病案

1. 慢性胃炎（胃痛）

李某，男，32 岁，因"反复胃脘部胀痛不适 3 年余"于 2019 年 4 月 25 日就诊。

现病史：患者诉 3 年前无明显诱因出现胃脘部胀痛不适，饱食及饮食寒凉后为甚，喜温喜按，平素易困倦乏力，偶有泛吐清水，口中清涎多，腹部怕冷，手足易冰冷，大便溏烂，饮食稍不慎则加重，喜饮温水，纳一般，寐差，小便调。曾到当地医院就诊，行胃镜检查提示"慢性非萎缩性胃炎"，予促胃动力、保护胃黏膜等治疗半年后上述症状有所好转，但上症时有反复发作。现为求中西医结合治疗遂来诊。

既往史：既往体健。否认其他病史。否认药物及食物过敏史。

平素夏季嗜食冷饮。

中医四诊：神清，精神一般，舌淡胖、边有齿痕，苔白腻，脉沉滑。

辅助检查：

检查项目	检查结果
纤维加电子胃十二指肠镜	慢性非萎缩性胃炎
^{14}C 呼气试验	HP（－）

红外热成像图如下（图 4-4-1）：

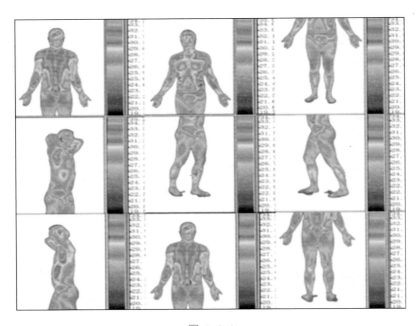

图 4-4-1

中医诊断：胃脘痛

证候诊断：脾胃虚寒证

西医诊断：慢性非萎缩性胃炎

红外热成像检测报告：

①额部生理热区呈高温分布，双侧睡眠线向上延伸，双眼代谢热增强，考虑存在睡眠欠佳；

②双肺投影区呈冷偏离分布，提示肺气不足；

③腹部呈冷偏离，考虑存在脾胃虚寒，胃肠动力不足；

④颈肩部、肩背部见片状高温分布，提示局部肌肉劳损；

⑤督脉红外轨迹显示连续，双肾区、腹部、下肢热图呈冷偏离，提示肾阳亏虚，火不暖土，中焦脾阳亏虚，脾虚失运。

红外六经体质辨识：太阴阳虚质

红外中医体质辨识：阳虚质

按语：本病当属中医"胃痛"范畴，缘由患者偏食寒凉，伤及脾胃阳气，致脾胃阳气亏虚，虚寒内生，脾胃运化失常，则胃脘部疼痛不适，饱食及饮食寒凉后尤甚；脾胃为升降之枢纽，脾胃阳气亏虚，则升降失职，故泛吐清水、口中清涎多；脾主大腹，脾阳不足，四肢失于温煦，故见腹部怕冷，手足不温；胃不和则卧不安，故见寐差；脾阳不运，则纳差；清气不升，寒湿下注，则大便溏烂不成形；舌淡胖、边有齿痕，苔白腻，脉沉滑，为太阴脾阳虚衰，运化失司，寒湿内盛所反映的典型舌脉象。结合患者红外热成像检测结果，腹部呈冷偏离，则是因腹部为脾胃之所主，提示脾胃阳气亏虚，虚寒内生所致。

《伤寒论·太阴病篇》第273条："太阴之为病，腹满而吐，食不下，自利益甚，时腹自痛。若下之，必胸下结硬。"故综观患者诸症，六经辨病当属"太阴病"范畴，证属脾阳亏虚，中医治法以温中散寒、健脾化湿为法，方用附子理中汤加减。方中以附子温补脾肾之阳，干姜温中散寒，党参补气健脾，茯苓、白术健脾祛湿，草果温化寒湿，与陈皮配伍兼能理中焦气机，炙甘草补中益气，兼能调和诸药。诸方合用，共奏温中散寒、健脾化湿之效，拟方如下：

制附子 12g^先煎　　干姜 8g　　　白术 24g　　　党参 20g

草果 10g^后下　　　茯苓 40g　　陈皮 12g　　　炙甘草 6g

7剂，日1剂，水煎300mL，分早晚饭后服。

二诊：服上方后，胃脘痛症状已明显好转，但仍有泛吐清水，口中清涎多，大便时有溏烂，予上方基础上去草果，加吴茱萸 5g，肉豆蔻 10g^后下，补骨脂 15g，五味子 10g，海螵蛸 15g，14剂，服法同前。

三诊：患者诉上症已明显好转。

2. 慢性乙型病毒性肝炎（虚劳）

患者黎某，男，45 岁，因"反复困倦无力 3 个月余"于 2019 年 6 月 25 日就诊。

现病史：患者诉近 3 个多月来无明显诱因下出现困倦乏力，劳累后加重，休息后缓解，偶有右胁肋区隐痛，脐腹部隐痛，喜温喜按，口干不欲饮，食欲不佳，寐可，大便溏烂，小便可。遂来诊。

既往史：有"乙肝病毒携带"病史 10 余年，已行"阿德福韦酯胶囊 1 粒（10mg），每日 1 次"抗病毒治疗 3 年，平素服药欠规律。否认其他特殊病史。否认药物及食物过敏史。

中医四诊：患者神清，精神差，舌质淡胖、边有齿痕，苔白腻，两尺脉微细，右关脉沉弱无力，左关脉滑而有力。

辅助检查：

检测项目	检查结果
HBV–DNA	$3.45 \times 10^5 + 05$copies/mL
肝功能	AST 78U/、ALT 82U/L
乙肝两对半（定量）	HBsAg > 250IU/mL，抗 –HBe > 100PEIU/mL，抗 –HBc 50PEIU/mL
血液分析、AFP	未见异常
腹部彩超	肝实质光点增粗；胆囊赘生物；胰、脾均未见异常
肝脏瞬时弹性纤维检查	肝脏硬度 6.8kPa、脂肪衰减 240

红外热成像图如图 4-4-2。

中医诊断：虚劳

证候诊断：脾胃虚寒证

西医诊断：慢性乙型病毒性肝炎（轻度）

红外热成像检测报告：

①双肺投影区呈冷偏离分布，提示肺气不足；

②胸骨后呈片状热偏离，提示存在胃 – 食管反流可能；

③腹部呈冷偏离，考虑存在脾胃虚寒，胃肠动力不足；

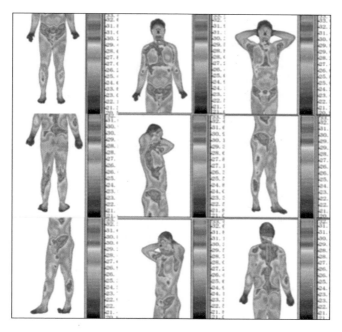

图 4-4-2

④右季肋呈热偏离，提示肝脏负荷增加；

⑤颈肩部、肩背部见片状高温分布，提示局部肌肉劳损；

⑥督脉红外轨迹显示断续，双肾区、腹部热图呈冷偏离，提示肾阳亏虚，火不暖土，以致中焦脾阳亏虚，脾虚失运。

红外六经体质辨识：太阴阳虚质

红外中医体质辨识：阳虚质

按语：本病属中医"虚劳"范畴，缘由患者长期感染邪毒，乙肝病毒属湿热疫毒，久病易耗伤脾肾之阳气，阳气不能蒸腾气化，则湿浊内生；中焦阳气虚衰则运化失司，气血生化乏源，不能充养四肢百骸，则困倦乏力；劳则耗气，则气虚更甚，故上症在劳累后加重，休息后缓解；脐周为脾肾之经所过，脾肾阳虚，失于温养，则脐腹部隐痛，喜温喜按；脾阳亏虚，脾失健运，湿邪内生，阻滞气机，则脾不散精，故口干不欲饮、食欲不佳，寒湿之邪下注肠道，则大便溏烂；舌质淡胖、边有齿痕，苔白腻，两尺脉微细，右关脉沉弱无力，左关脉滑而有力，为脾阳虚损、湿邪内蕴之象。结合患者红外热成像检测结果：督脉红外轨迹显示断续，双肾区、腹部热图呈冷偏离，则因督脉为"阳脉之海"、脐周为先天之脾胃经所循行之处、双肾区为元阳之所藏，脾肾阳气亏虚，寒湿内生所致。综观以上诸症，结合《伤寒论》第290条"自利不渴者，属太阴，以其脏有寒故也。当温之，宜服四逆辈"，六经辨病为"太阴病"，中医治法当以温肾助阳，健脾化湿为法，方用四逆汤合理中汤加减，四逆汤中附子能温肾助阳，干姜温中祛寒；理中汤中党参、白术、炙甘草健脾补气；辅以桂枝温经通阳，白豆蔻、佩兰健脾化湿；益智仁、叶下珠为现代医学所证实具有抗乙肝病毒作用的药对。众药合用，共奏温肾助阳、健脾化湿、解毒和肝之效。具体方药如下：

制附子 12g^{先煎}	炒白术 15g	干姜 6g	党参 20g
炙甘草 6g	桂枝 15g	叶下珠 40g	白豆蔻 15g^{后下}
佩兰 15g^{后下}	益智仁 20g		

7剂，日1剂，水煎300mL，分早晚饭后服，并嘱规律服用抗病毒药物，不可自行停药。

二诊：服上方后，患者诉困倦乏力较前明显改善，但劳累后仍觉疲乏，饮食不慎后仍有大便溏烂，余无不适，舌质淡胖、边有齿痕，苔白腻，脉沉滑，加黄芪30g，当归6g，减制附子为6g，14剂，服法同前。

三诊：患者诉上症已较前明显改善，续予前方。

3. 酒精性脂肪性肝炎（胁痛）

田某，男，44岁，因"反复右胁肋部隐痛不适2年余，再发加重3天"于2019年1月30日就诊。

现病史：患者自诉近2年多来反复出现右胁肋部隐痛，发作无规律，时发时止，伴困倦乏力，腹部胀满不适，饭后尤甚，口渴喜热饮，小便多，大便溏烂，一日1～2次，纳差，寐可。曾在外院诊断为"酒精性脂肪性肝炎"，经对症予护肝降酶治疗（具体用药不详），症状未见明显缓解，现为求中医药治疗，遂来诊。

既往史：既往有"高脂血症"病史，未予重视；否认其他病史。否认传染病史，否认药物及食物过敏史。

平素嗜酒、肥甘厚腻及生冷寒凉。每日饮用约20度米酒半斤左右。

中医四诊：神清，精神欠佳，形体肥胖，面色㿠白，面部油光，口唇色淡。舌质暗淡，苔腻稍黄，左关脉弦细有力，右关脉沉滑，两尺脉沉迟。

辅助检查：

检查项目	检查结果
肝功能	ALT：77U/L；AST：41U/L；GGT：74U/L；TB：27.7Umol/L
甲胎蛋白	2.36ng/mL
血脂　总胆固醇	5.61mmol/L
甘油三酯	3.73mmol/L
空腹血糖	11.07mmol/L
血、尿常规及乙肝两对半	未见异常
腹部彩超	脂肪肝，胆、脾、胰未见异常

红外热成像图如下（图4-4-3）：

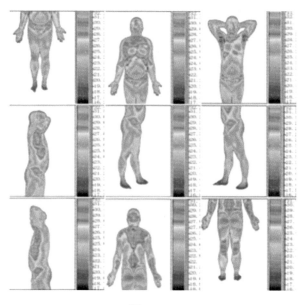

图 4-4-3

中医诊断：胁痛病

证候诊断：痰湿阻络证

西医诊断：①酒精性脂肪性肝炎，②2 型糖尿病，③高脂血症

红外热成像检测报告：

①双眼呈"八字征"热态分布，提示存在血脂代谢紊乱；

②咽部见片状热偏离，提示局部炎症反应可能；双肺投影区呈冷偏离分布，提示肺气不足；

③腹部呈冷偏离，考虑存在脾胃虚寒，胃肠动力不足；

④右季肋呈热偏离，提示肝脏负荷增加；

⑤颈肩部、肩背部见片状高温分布，提示局部肌肉劳损；腰椎部见片状热偏离，提示腰椎病变可能；双膝关节呈不对称热态分布，提示膝关节炎症可能；

⑥督脉红外轨迹显示连续性可，双肾区、大腹部热图呈冷偏离，提示肾阳亏虚，火不暖土，以致中焦脾阳亏虚，脾虚失运，水湿不化，湿聚成痰。

红外六经体质辨识：太阴痰湿质

红外中医体质辨识：阳虚质兼夹痰湿质

按语：本病当属中医"胁痛"范畴，缘由患者平素酒食不节，久食生冷寒凉，损伤脾阳，脾阳不足则运化失司，则津液失布，聚而为湿，酿湿成痰；脾主四肢，脾阳不足，失于温煦及濡养，故乏力、口干而喜热饮；脾运化失司，则纳差，厌食油腻。湿浊不化，下迫大肠，传导失司，则便溏。湿邪阻滞，气机不利，则肝气不疏，脾胃升降失司，故胁肋隐痛、食后腹部胀满。腰为肾之府，腰背部为督脉、足太阳膀胱经脉所过，脾损及肾，肾阳不足，不能温煦则腰背怕冷。舌质暗淡，苔腻稍黄，左关脉弦细有力，右关脉沉滑，两尺脉沉迟；结合患者红外热成像检测报告：双肾区、大腹部热图呈冷偏离，提示肾阳不足，火不暖土，中焦脾阳亏虚，脾虚失运，水湿不化，湿聚成痰。

综观患者诸症，就六经辨病而言当属"太阴病"范畴，中医治以温肾

健脾、祛湿化痰为法，方选四逆汤加减。方中制附子、干姜，温补脾肾之阳；党参、甘草、白术、茯苓助脾运化，陈皮、厚朴燥湿化痰，共奏补气健脾化痰之功；痰湿日久化热，以黄芩清肝胆湿热；痰湿之邪易阻气机，气滞不行又易成血瘀，故加当归、川芎活血养血、理气止痛，桂枝温通血脉，牡蛎既软坚散结，又取其收敛之性，防止虚阳外越，炙甘草调和诸药。众药合用，以温肾健脾、祛湿化痰、养血疏肝。具体拟方如下：

制附子 9g^{先煎}	桂枝 15g	干姜 6g	党参 20g
黄芩 12g	生牡蛎 9g^{先煎}	茯苓 24g	川芎 15g
当归 8g	炒白术 18g	陈皮 15g	炙甘草 6g
厚朴 12g			

7 剂，日 1 剂，水煎 300mL，分早晚饭后服。

二诊：服上方后，已无明显胁肋隐痛，但腹部时有胀满不适，并牵扯至左胁肋部，舌质暗淡，苔腻，左关脉弦细有力，右关脉沉滑，两尺脉沉迟，予上方基础上减川芎、炒白术，加炒白芍 15g、柴胡 12g、鸡骨草 20g、垂盆草 20g，14 剂，服法同前。

三诊：患者诉胃脘部胀满不适较前明显改善，予续前方。

4. 高血压病（眩晕）

阳某，男，56 岁，因"头晕、视物旋转反复发作 2 年余"于 2019 年 4 月 24 日就诊。

现病史：患者自诉 2 年前无明显诱因下出现头晕，伴视物旋转、耳鸣，呕吐痰涎，无喷射样呕吐，无耳部胀闷感及听力下降，呈阵发性发作，劳累后加重，休息后缓解，曾到当地医院就诊，时测血压 165/80mmHg，遂诊断为"高血压病"，予对症改善脑循环、降压等治疗后（具体用药不详），症状较前有所缓解，但每遇劳作后，上症仍会反复发作，平素易困倦乏力，冬季恶寒怕冷，腹部时有满闷不适，无腹痛，大便黏腻不爽，日行 1 ～ 2 次，小便调，纳寐可。现为求中西医结合治疗，遂来诊。

既往史：既往有"脂肪肝"及"高脂血症"病史，未予重视。否认病毒性肝炎、结核等传染病病史。否认药物及食物过敏史。

平素嗜食肥甘厚腻及生冷寒凉。

查体：血压 152/89mmHg，心率 85 次 / 分。

中医四诊：神清，精神尚可，面色㿠白，体型稍肥胖，腹部膨隆，舌淡胖、边有齿痕，苔白腻，脉沉滑。

辅助检查：

检查项目	检查结果
血脂测定	总胆固醇 5.71mmol/L，甘油三酯 3.75mmol/L
头颅 CT 平扫	未见异常
颈部血管彩超	双侧颈动脉粥样硬化

红外热成像图如下（图 4-4-4）：

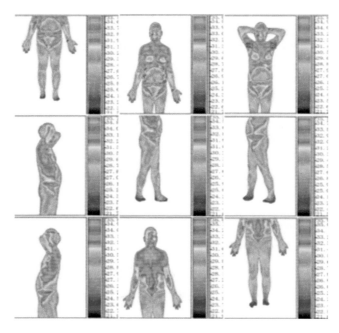

图 4-4-4

中医诊断：眩晕

证候诊断：痰浊上蒙证

西医诊断：①高血压病Ⅰ级，②高脂血症

红外热成像检测报告：

①额部呈热偏离，双眼呈"腰果征"热态分布，提示存在血脂代谢紊乱；

②咽部见片状热偏离，提示局部炎症反应可能；双肺投影区呈凉偏离分布，提示肺气不足；

③胸骨后见片状热偏离，腹部呈冷偏离，考虑存在脾胃虚寒，胃肠动力不足，提示胃–食管反流；

④右季肋呈热偏离，提示肝脏负荷增加；

⑤颈肩部、肩背部见片状高温分布，提示局部肌肉劳损；腰椎部见片状热偏离，提示腰椎病变可能；

⑥督脉红外轨迹显示连续性可，双肾区、腹部热图呈冷偏离，提示肾阳不足，火不暖土，中焦脾阳亏虚，脾虚失运，水湿不化，湿聚成痰。

红外六经体质辨识：太阴痰湿质

红外中医体质辨识：阳虚质兼夹痰湿质

按语：本病当属中医"眩晕"范畴，缘由患者平素嗜食生冷寒凉、肥甘厚腻之物，不避时节，损伤脾胃，致脾胃运化功能失司，水湿不化，痰湿壅滞，形成脾阳不足，痰湿内盛之象。痰湿内盛，清阳不升，故见头晕、视物旋转；痰湿之邪阻滞中焦，致中焦升降失司，故而呕吐痰涎，腹部满闷不适；脾主四肢肌肉，脾阳不能充养四肢肌肉，故有恶寒、困倦乏力；脾阳亏虚，不能温化寒湿，水湿之邪下趋大肠，传导失司，故容易出现大便黏腻不爽。舌淡胖、边有齿痕，苔白腻，脉沉滑，结合患者红外热成像检测结果：双眼呈"腰果征"热偏离，督脉红外轨迹显示连续性可，双肾区、腹部热图呈冷偏离，皆是脾阳不足、痰湿阻滞、脾损及肾之象。综上，患者里虚寒证与痰湿证齐备，六经辨病当属"太阴病"。中医治以温阳健脾、燥湿化痰为法，方选理中汤合半夏白术天麻汤加减。方中干姜温中健脾，温运脾阳；白术、茯苓、党参健脾和中祛湿；法半夏、陈皮、苍术、橘红燥湿化痰，理气宽中，石菖蒲化湿豁痰，合天麻以止头晕，川芎活血行气，引诸药上行至头，炙甘草和中调药，具体拟方如下：

党参 20g	干姜 9g	炒白术 15g	法半夏 8g
橘红 12g	陈皮 10g	苍术 10g	茯苓 20g
石菖蒲 10g	天麻 15g	川芎 12g	炙甘草 6g

7 剂，日 1 剂，水煎 300mL，分早晚饭后服，并嘱规律服用降压药物。

二诊：服上方后，患者诉头晕、视物旋转已明显改善，近一周来只发作了一次，但已无呕吐痰涎，血压维持高压在 130 ～ 140mmHg、低压在 70 ～ 80mmHg，仍有耳鸣，声音低沉，夜间尤甚，舌淡胖、边有齿痕，苔薄白，双尺脉沉细，予上方基础上去法半夏、苍术、石菖蒲、橘红，加磁石 20g^{先煎}、骨碎补 20g、制附子 10g^{先煎}、熟地黄 30g、山茱萸 30g，14 剂，服法同前。

三诊：患者诉耳鸣较前有所改善，已无明显头晕及视物旋转，续予前方。

第五节　少阴病病案

1. 冠状动脉粥样硬化性心脏病（心悸）

韦某，男，62 岁，因"反复心悸 2 年余"于 2018 年 9 月 12 日就诊。

现病史：患者诉 2 年前无明显诱因下出现心悸、气短，劳累、活动及夜间平卧后加重，无胸痛胸闷，无咳嗽咳痰；平素易汗出，动则尤甚，睡眠差，多梦易醒，易困倦乏力、畏寒肢冷、腰膝酸软，夜尿多，大便可，纳一般。曾到当地医院就诊，完善心电图、心脏彩超、心肌酶等检查提示心肌缺血，建议转上级医院行"冠脉造影"检查以进一步明确，后至某三甲医院就诊，经检查后诊断"冠心病"，并置入支架 1 枚及对症降血压、抗凝、营养心肌等治疗，上述症状有所好转，但遇劳累后仍有反复，血压波动在 135 ～ 146/85 ～ 98mmHg。现为求中西医结合治疗，遂来诊。

既往史：既往有"高脂血症""高血压"病史，未规律服用降压药物及监测血压，否认其他病史。否认传染病史。否认药物及食物过敏史。

中医四诊：神清，精神一般，面色㿠白少华，舌质淡胖，苔白腻，脉沉细。

红外热成像图如下（图 4-5-1）：

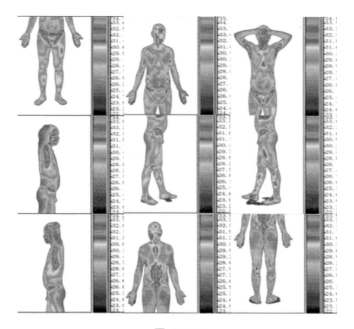

图 4-5-1

中医诊断：心悸

证候诊断：心阴阳两虚

西医诊断：①冠状动脉粥样硬化性心脏病（支架植入术后）

　　　　　②高血压病 2 级（高危）

　　　　　③高脂血症

红外热成像检测报告如下：

①咽部见片状热偏离，提示局部炎症反应可能；双肺投影区呈凉偏离分布，提示肺气不足；

②腹部呈冷偏离，考虑存在脾胃虚寒，胃肠动力不足；

③右季肋呈凉偏离，提示肝脏代谢减弱，结合病史，考虑脂肪肝可能；

④颈部见热区包绕冷区，考虑颈椎病；腰椎部见片状热偏离，提示腰椎病变可能；

⑤督脉红外轨迹显示断续，双肾区、腹部热图呈冷偏离，头面部、双足背呈热偏离，提示肾阴阳亏虚，心肾不交，水火不济。

红外六经体质辨识：少阴阳虚质

红外中医体质辨识：阳虚质兼夹阴虚质

按语：本病当属中医"心悸"范畴，缘由患者平素易汗出，汗为心之液，日久耗伤心之阴血；阴阳互根，心血不足，加之年龄渐长，久必损及心阳。心血不足，则心失所养，故心悸；心阳不足，鼓动无力，则气短乏力，劳累及活动后尤甚；离中之心火当下交于肾以资元阳，然心阳不足，必致坎中之元阳亏虚，故畏寒怕冷、夜尿多；阴阳气血两虚，精神失养，故神疲不支；心火当下交于肾，助肾阳以温暖肾水，使肾水不寒；肾水上奉于心，助心阴以制约心火，使心火不亢，然患者心阴阳俱虚，心阳不能下交于肾以致肾阳亏于下，肾水不能上济于心使心火亢于上，结合患者红外热成像检测结果：督脉红外轨迹显示断续，双肾区、腹部热图呈冷偏离为元阳亏虚所致，头面部、双足背呈热偏离则由阴虚不能制约阳亢之性、虚火浮越于外所致。综观患者诸症，皆为一派心肾阴阳两虚，下元虚寒，虚火上炎之象，就六经辨病而言当属"少阴病"少阴阳虚证范畴，兼少阴阴虚之象，中医治以温阳益阴、交通心肾为法，方选四逆合桂甘龙牡汤加减。方中附子、干姜、炙甘草合用即四逆汤原方，附子回阳救逆，干姜温中散寒，在四逆汤基础上加用茯苓健脾利湿；桂枝温阳通脉，加用生龙骨、生牡蛎收潜阳气；酸枣仁滋阴柔肝以敛阴；浮小麦、麻黄根固表止汗；薤白、丹参通阳复脉；党参、炙甘草既益气补中；桂枝合炙甘草辛甘化阴，炒白芍合炙甘草酸甘化阴。众药合用，以温阳益阴，交通心肾。具体拟方如下：

制附子 10g^{先煎}　　干姜 6g　　桂枝 15g　　茯苓 15g

党参 20g　　生龙骨 30g^{先煎}　　　　生牡蛎 30g^{先煎}

炒白芍 15g   炒酸枣仁 15g   浮小麦 30g

麻黄根 15g   薤白 20g   丹参 12g   炙甘草 6g

7 剂，日 1 剂，水煎 300mL，分早晚饭后服，并嘱规律服用心血管疾病相关药物。

二诊：服上方后，上症明显改善，但服药后觉口干、咽干，仍有腰酸、腰胀不适，无双下肢麻木，舌质稍红，苔薄白，脉沉细数；予上方基础上去茯苓、浮小麦、麻黄根，加天花粉 15g，杜仲 20g，桑寄生 20g，14 剂，服法同前。

三诊：患者诉上症明显改善，续予前方。

2. 胃 – 食管反流病（吐酸）

患者莫某，女，56 岁，因"反复呕吐酸水 1 年余"于 2019 年 6 月 9 日就诊。

现病史：患者自诉 1 年前因进食寒凉后出现泛吐酸水，呈阵发性发作，进食甜食后尤甚，伴胸骨后灼烧感，时有嗳气、呃逆、胃脘部胀满不适，饱食后明显，时有全身困倦乏力，口干，心烦，纳食欠佳，夜寐差，睡眠梦多，小便调，大便溏烂。曾在我院行胃镜检查提示"慢性非萎缩性胃炎伴糜烂Ⅱ级"，经予抑酸护胃、调节胃肠动力等治疗后，上症有所缓解，但进食稍不慎后仍有反复发作，遂来诊。

既往史：既往体健，否认其他病史。否认药物及食物过敏史。

中医四诊：神清，精神欠佳，舌质淡红，苔白稍腻而干，舌中部分剥苔，右关脉微沉，左尺关脉细滑。

辅助检查：

检查项目	检查结果
^{14}C 呼气试验	阴性
纤维加电子胃十二指肠镜	慢性非萎缩性胃炎伴糜烂Ⅱ级
胃镜病理诊断	（胃窦）轻度慢性胃炎

红外热成像图如图 4-5-2。

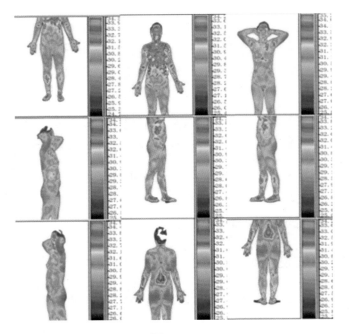

图 4-5-2

中医诊断：吐酸

证候诊断：阴阳两虚证

西医诊断：胃－食管反流病

红外热成像检测报告如下：

①额部生理热区呈高温分布，双侧睡眠线向上延伸，双眼代谢热增强，考虑存在睡眠欠佳；

②咽部见片状热偏离，提示局部炎症反应可能；

③胸骨后、剑突下见片状热偏离，中焦呈凉偏离，下焦呈冷偏离，提示胃肠动力不足，考虑存在胃－食管反流、慢性胃炎可能；

④颈椎、胸椎投影区呈低温分布，提示椎体存在退行性变可能。腰椎部见片状热偏离并向两侧发散，考虑存在腰椎间盘病变可能；

⑤督脉红外轨迹显示不连续，双肾区、下焦、双下肢呈冷偏离，中焦呈凉偏离，头面部、双手心、双足背呈热偏离，提示中焦脾胃气虚，气机升降失调，阴阳失衡。

红外六经体质辨识：少阴阳虚质

红外中医体质辨识：阳虚质兼夹阴虚质

按语：本病当属中医"吐酸"范畴，缘由患者进食寒凉后，损伤中焦脾阳所致。中焦阳气亏虚，则脾胃失于健运，气机升降失调，胃气不降，则泛吐酸水、嗳气呃逆；脾阳亏虚，气血生化乏源，不能充养四肢，则困倦乏力、形寒肢冷；后天脾胃阳气亏虚日久必损及先天之元阴元阳，肾阴亏虚，则阴不能制阳，虚阳浮越，上犯心火，故心烦、夜寐差；舌质淡红，苔白稍腻而干，舌中部分剥苔，右关脉微沉，左尺关脉细滑，结合患者红外热成像检查报告：头面部、手心、足背呈热偏离，督脉红外轨迹显示不连续，双肾区、下焦、双下肢呈冷偏离，中焦呈凉偏离，皆提示脾肾阳亏虚于下、虚火浮于上、气机上逆之象。

综上，六经辨病当属"少阴病"，治以滋阴潜阳、平调阴阳为法。成无己曰："茯苓四逆汤，以扶阴阳之气。"故选予茯苓四逆汤合桂甘龙牡汤加减。方中四逆汤温脾肾之阳，在温补脾肾之阳的基础上加用桂枝辛甘助阳，茯苓补中益气，白芍、酸枣仁酸甘化阴以养阴血，且能制附子、干姜之燥热；龙骨、牡蛎重镇潜阳、收敛气机；丁香、柿蒂为温中降逆，是治疗脾胃虚寒型吐酸的常用药对，治病症之标；炙甘草既能调补中焦之气，又能调和诸药。全方奏滋阴潜阳、平调阴阳之效，阳气得复，阴血得生，标本兼治。具体方药如下：

茯苓 40g	制附子 10g^{先煎}	桂枝 15g	干姜 8g
党参 20g	生牡蛎 24g^{先煎}	生龙骨 24g^{先煎}	白芍 15g
炒酸枣仁 15g	丁香 5g	柿蒂 20g	炙甘草 6g

7剂，日1剂，水煎300mL，分早晚饭后服；并对症予抑酸护胃药物，每日早上空腹口服一次。

二诊：服上方后，上症明显改善，但胃脘部时有胀闷不适、嗳气，睡眠梦多，舌质淡红，苔白，舌中部分剥苔，右关脉微沉，左尺关脉细滑，予上方去丁香、柿蒂，加木香10g，姜厚朴15g，北沙参15g，麦冬9g，柏子仁15g，首乌藤30g，14剂，服法同前。

三诊：患者诉已无明显胀闷不适，予续前方，并嘱停服抑酸护胃药物。

3. 糖尿病（消渴）

张某，女，58 岁，患者因"反复口干、多饮 5 年余"于 2019 年 9 月 10 日就诊。

现病史：患者诉近 5 年来时有口干，夜间睡觉时尤甚，多饮，伴夜间睡眠容易汗出，时有口苦、五心烦热、心悸，畏寒肢冷，平素容易上火，纳食欠佳，寐差，小便次数多，大便干结。曾在外院住院诊断为"Ⅱ型糖尿病"，予规律服用阿卡波糖及中成药（具体不详）治疗后，上症仍有反复发作，现为求中医药辨证施治，遂来诊。

既往史：既往有"慢性胃炎"病史，自诉近期无胃部不适，否认其他病史。否认传染病病史。否认药物及食物过敏史。

中医四诊：神清，精神欠佳，面色少华，舌淡红，有剥苔，脉沉细数。

辅助检查：

检查项目	检查结果
糖化血红蛋白	9%
空腹血糖	7.2mmol/L

红外热成像图如图 4-5-3。

中医诊断：消渴病（上消）

证型诊断：气阴两虚证

西医诊断：Ⅱ型糖尿病

红外热成像检测报告如下：

①额部生理热区呈高温分布，双侧睡眠线向上延伸，双眼代谢热增强，考虑存在睡眠欠佳；

②咽部见片状热偏离，提示局部炎症反应可能，考虑平素易存在咽干、咽痒等症；

③剑突附近见片状热偏离，结合病史，考虑存在慢性胃炎；中焦呈凉偏离，提示脾胃气虚，胃肠动力欠佳；

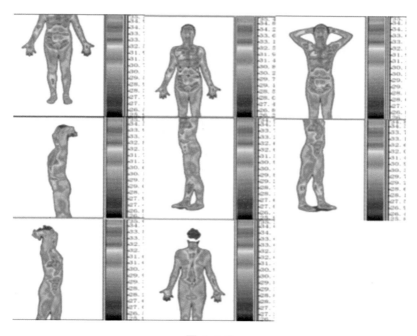

图 4-5-3

④颈椎投影区呈低温分布，提示椎体存在退行性变可能。腰椎部见片状热偏离并向两侧发散，考虑存在腰椎间盘病变可能；

⑤督脉红外轨迹显示不连续，双肾区呈冷偏离，中焦、下焦呈凉偏离，头面部、胸膺、双手心、双足背呈热偏离，提示肾阴阳俱虚，水火不济，虚火上浮及外越。

红外六经体质诊断：少阴阴虚质

红外中医体质辨识：阳虚质兼夹阴虚质

按语：本病当属"消渴病"范畴。《灵枢·五变》说："五脏皆柔弱者，善病消瘅。"本病例为老年女性，天癸已竭，阴血不足，燥热偏盛，五脏失于濡养是发病的关键因素，病变脏腑主要涉及肺、胃、肾，尤以肾最为关键。肺主气，为水之上源，输布津液，肺受燥热所伤，则津液不能输布而直趋下行，随小便排出体外，故小便频数量多；肺不布津则口渴多饮。肾为先天之本，主藏精而寓元阴元阳，肾阴亏虚则虚火内生，上燔心肺，扰动君火，则心烦口苦、五心烦热；中灼脾胃，胃燥津伤，则大便干结、纳差；阴阳互根互用，阴虚不能制阳，则虚阳上浮，故平素易上火、夜寐差；消渴病日久，则易阴损及阳，阴阳俱虚，阳气亏虚，则气血不能外达，则四肢怕冷恶寒。舌淡红，有剥苔，脉沉细数，为肾阴阳两虚之象。结合患者红外热成像检测结果，督脉红外轨迹显示断续则为阳脉之海亏虚所致，双肾区呈冷偏离则为肾阳亏于下所致，头面部、双掌心、双足背呈热偏离分布则为虚火浮于上所致。综观患者诸症，皆呈现一派阴阳两虚偏阴虚之象。六经辨病当属"少阴病–少阴热化证"范畴。中医治以益气滋阴、调补阴阳为法，方选炙甘草汤加减。方中重用生地黄滋阴养血为君，配伍炙甘草、党参、大枣益心气，补脾气，以资气血生化之源；阿胶、麦冬、麻仁滋心阴，养心血，充血脉；白芍养肝血而敛汗，共为臣药。佐以桂枝、生姜辛散温通，温心阳，通血脉，合白芍而调和营卫，且诸厚味滋腻之品得姜、桂则滋而不腻，天花粉清肺胃之火，胡黄连、银柴胡滋阴敛汗以治疗睡眠容易汗出之症。诸药合用，滋而不腻，温而不燥，使气血充足，阴阳调和。拟方如下：

炙甘草 18g	生姜 8g	桂枝 12g	白芍 12g
生地黄 30g	麦冬 15g	党参 20g	天花粉 15g
胡黄连 3g	银柴胡 10g	阿胶 3g 烊化	火麻仁 15g
大枣 10g			

7剂，日1剂，水煎300mL，分早晚饭后服，并嘱规律服用降糖药物。

二诊：服上方后，上症明显改善，继予上方14剂，服法同前。

三诊：患者诉上症已明显好转。

4. 慢性肾小球肾炎（水肿）

韦某，男，34岁，因"反复双下肢水肿2年"于2020年4月17日就诊。

现病史：患者诉2年前无明显诱因下出现双下肢水肿，膝关节以下明显，按之凹陷，时有眼睑浮肿，晨起时明显，伴头晕耳鸣，腰膝酸软，困倦乏力，小便混浊伴有少许泡沫，夜间小便2～3次，无恶心呕吐，无发热恶寒，无胸闷胸痛，平素容易口干咽干，动则汗出，纳寐可，大便溏烂，进食冷饮后尤甚，至某人民医院查"尿常规提示：尿蛋白（2+），24小时尿蛋白定量（2.5g）"，遂诊断为"慢性肾炎"，经护肾、利尿等对症治疗后，症状缓解出院。但上症时有反复发作，现为求中西医结合治疗遂来诊。

既往史：既往有"血压增高"病史，否认其他病史。否认传染病史。否认药物及食物过敏史。

平素嗜食寒凉、啤酒、肥甘厚腻，经常熬夜。

中医四诊：神清，精神欠佳，面色晦暗而浮肿，头发稀少，发质偏黄而枯槁，头顶可见斑秃，体型肥胖。舌淡稍胖，苔白腻，中间有裂纹，脉微细。

辅助检查：

检查项目	检查结果
肾功能	肌酐 210μmol/L，尿酸 532μmol/L
尿常规	尿蛋白（2+）
24 小时尿蛋白定量	2.5g

红外热成像图如下（图4-5-4）。

中医诊断：水肿

证候诊断：肾阴阳两虚证

西医诊断：慢性肾小球肾炎

红外热成像检测报告：

①额部生理热区呈冷偏离，提示局部脑血管供血欠佳，考虑平素存在头晕、容易忘事可能；

②双眼呈"八字征"热态分布，提示存在血压高、血脂代谢紊乱；

③咽部见片状热偏离，提示局部炎症反应可能；双肺投影区呈凉偏离分布，提示肺气不足；心脏投影区呈冷偏离，提示心肌供血欠佳；

④腹部呈冷偏离，考虑存在脾胃虚寒，胃肠动力不足；

⑤督脉、背部膀胱经投影区呈冷偏离分布，提示平素易汗出、疲劳可能；

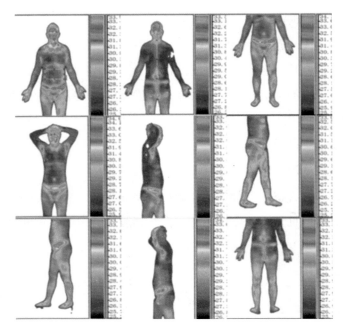

图 4-5-4

⑥督脉红外轨迹不显影，双肾区、腹部、双下肢呈冷偏离，头面部、双手心、双足背呈热偏离，提示肾阳亏于下，虚火浮于上，肾水不能上济心火以致阳亢，心火不能下济肾阳以致阴寒。

红外六经体质辨识：少阴阳虚质

红外中医体质辨识：阳虚质兼夹阴虚质

按语：本病属中医学"水肿"范畴，《素问·水热穴论》指出"其本在肾"。此患者平素嗜食寒凉及肥甘厚腻，耗伤人体阳气，阳气亏虚，不能固摄津液，故动则汗出；脾阳亏虚，脾胃不能运化水湿及升清降浊，故大便溏烂；脾为后天之本，肾为先天之本，脾阳不能资助先天之肾阳，致肾阳亏虚，不能蒸腾气化水湿，水湿下注，则双下肢水肿；腰为肾之府，肾阳亏虚，不能固涩津液，则腰膝酸软、小便次数多而浑浊；此外，患者平素熬夜，暗耗精血，发为血之余，精血亏虚，头发无所荣养，则发质枯槁而黄，容易脱落而见斑秃；肾藏元阴元阳，阴阳互根互用，精血亏于下，不能潜藏阳气，阳气浮于上，熏灼咽喉，则咽干口干。舌淡稍胖，苔白腻，中间有裂纹，脉微细，亦为阴阳两虚之象。结合患者红外热成像检查结果：督脉红外轨迹不显影，双肾区、腹部、双下肢呈冷偏离，头面部、双手心、双足背呈热偏离，呈现的是阳气亏于下、虚火浮于上、痰湿聚集之象。综上，本病就六经辨病而言当属"少阴病——少阴寒化证"范畴，中医治以温肾化气、利水消肿为法，方选济生肾气汤加减。方中熟地黄滋补肾阴，辅肉桂、制附子助命门之火以温阳化气，乃"阳中求阴"之意；山萸肉、山药补肝益脾，化生精血；泽泻、茯苓利水渗湿，并可防熟地黄之滋腻；牡丹皮清肝泄热，车前子、滑石清热利湿兼能利水，四药补中寓泻；牛膝滋阴益肾，且能引诸药下行；党参、炙甘草补脾益气，健运中焦，且炙甘草能调和诸药。全方共奏温肾化气、利水消肿之功。具体拟方如下。

制附子 15g^{先煎}　　肉桂 8g　　　熟地黄 24g　　　山萸肉 30g

山药 30g　　　　　茯苓 40g　　　牡丹皮 15g　　　川牛膝 24g

盐车前子 20g^{包煎}　泽泻 15g　　　滑石 10g^{先煎}　　炙甘草 5g

党参 20g

7 剂，日 1 剂，水煎 300mL，分早晚饭后服，并继续服用护肾、利尿药物。

二诊：服上方后，双下肢水肿已明显消退，晨起时偶有眼胞浮肿，大便仍溏烂，日行 2—3 次，偶有腹胀不适，舌淡红，苔白，舌中间有裂纹，脉微细。予上方去滑石、川牛膝、牡丹皮，加补骨脂 15g、肉豆蔻 10g^{后下}、木香 6g、黄连 3g，14 剂，服法同前。

三诊：患者诉上症已明显改善，予续前方。

第六节　厥阴病病案

1. 肝硬化（臌胀）

张某，女，55 岁，因"反复腹部胀满不适 5 年"于 2019 年 12 月 20 日就诊。

现病史：患者诉 5 年前无明显诱因出现腹部胀满不适，以脐周为主，进食后尤甚，得矢气后稍觉舒缓，无腹痛，无恶心呕吐，无呕血便血，无发热，时有下肢肿胀，按之稍凹陷，平素容易困倦乏力，手足怕冷，冬季尤甚，大便溏烂，日行 2 ～ 3 次，进食寒凉食物后尤甚，纳差，寐一般，小便频，无尿急尿痛，24 小时尿量减少（具体不详）。曾到当地医院消化内科就诊，行腹部彩超提示"肝硬化、腹水"，肝功能提示转氨酶升高，胃镜检查提示"胆汁反流性胃炎"，予收住院。经保肝、利尿、促进胃肠动力、保护胃黏膜等治疗（具体用药不详）1 个月后，上述症状有所好转，但停药后仍反复发作。现为求中西医结合治疗遂来诊。

既往史：既往有"慢性乙型病毒性肝炎"病史，于 2013 年 8 月起规律服用"恩替卡韦分散片（1 片 / 日）"抗病毒治疗；2014 年体检发现"甲状腺结节、乳腺增生、宫颈囊肿"，未系统复查及治疗。否认其他病史，否认手术史及药敏史。

中医四诊：神清，精神欠佳，面色晦暗，嘴唇紫暗，两颧部可见散在的黄褐色斑。舌暗淡、有瘀斑，舌底脉络曲张，苔白腻，脉左关细涩，右关濡弱，两尺沉紧。

辅助检查：

检查项目	检查结果
肝功能	ALT：74U/L，AST：65U/L，ALB：30g/L
HBV–DNA	<1.0E2IU/mL
腹部彩超	肝硬化改变，脾大，腹腔少量积液
乙肝两对半	HBsAg>>250IU/mL
甲胎蛋白	4.7ng/mL
腹部 CT+ 增强	考虑肝硬化并脾大、腹水、门脉高压
血液分析	WBC：$6.23×10^9$/L；HGB：$101×10^{12}$g/L；PLT：$86×10^9$/L

红外热成像图如下（图 4-6-1）。

中医诊断：臌胀

证候诊断：肝脾血瘀证

西医诊断：乙肝后肝硬化失代偿期

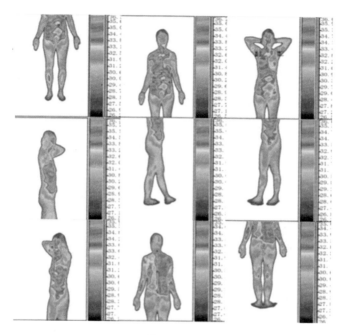

图 4-6-1

红外热成像检测报告如下：

①双侧乳腺组织呈不对称热态分布，提示局部组织代谢异常，结合病史，考虑乳腺增生可能；

②剑突下呈热偏离分布，考虑存在慢性胃炎可能；左右升降结肠呈不对称热态分布，提示局部存在组织代谢异常，考虑存在肠炎可能，必要时可进一步完善肠镜检查；

③右季肋见片状热偏离，提示肝脏负荷增加，结合病史，考虑肝硬化改变；

④颈部见片状高温分布，考虑颈椎病可能。双膝关节呈不对称热态分布，提示膝关节炎症可能；

⑤督脉红外轨迹显示连续性可，肾区、下焦呈凉偏离，躯干左右半身呈不对称热图分布，提示经脉瘀阻，阴阳之气不相顺接。

红外六经体质辨识：厥阴血瘀质

红外中医体质辨识：阳虚质兼夹血瘀质

按语：本病当属中医"臌胀"范畴。缘由患者素有邪毒，久病耗伤人体元阳，肾阳亏虚、下元虚寒，火不暖土，而致脾阳亏虚，不能温化寒湿，水湿之邪下趋大肠，传导失司，则大便溏烂；湿邪黏滞肠道，阻滞气机，则腹部胀满不适；进食寒凉食物后更易损伤脾阳，上症必会加重。湿邪下注，阻滞气机，气血运行不畅，则瘀阻经络，故下肢肿胀；脾主四肢肌肉，脾阳不能充养四肢肌肉，故时有困倦乏力、手足厥冷；阳气亏虚日久，不能运化水湿及推动血液运行，致瘀血阻络，荣养失司，则面色晦暗、两颧色斑、嘴唇紫暗；肝主藏血，寄相火，主疏泄，喜条达而恶抑郁，足厥阴肝经经络循行经过两颧部、两乳腺区、肝区以及子宫附件区，患者久病入络，致脉络瘀阻，故可见甲状腺结节、乳腺增生、肝硬化、宫颈囊肿等病变；舌暗淡、有瘀斑，舌底脉络曲张，苔白腻；脉左关细涩，右关濡弱，两尺沉紧，结合患者红外热成像检查结果：肾区、下焦呈凉偏离（下元阳气亏虚所致），躯干左右半身呈不对称热图分布（因为肝经瘀滞、周身气血运行受阻、阴阳之气不相顺接所致），呈现的皆是阳气亏虚、瘀血阻络之象。综观患者诸症，就六经辨病当属"厥阴病"的范畴。中医治以温经通脉、活血化瘀为法，方选温经汤加减。方中吴茱萸、桂枝温经通脉；当归、川芎活血养血，祛瘀止痛；阿胶、白芍与当归合用以养血敛阴，柔肝止痛；三七、鳖甲活血化瘀、软坚散结，此为笔者团队治疗肝硬化的常用药对；麦冬养阴清热；半夏、生姜通降胃气，畅运中焦；党参益气健脾，以资生化之源，阳生阴长，气旺血充；车前草、泽泻利水渗湿，使邪从小便去，炙甘草调补中焦并调和诸药。全方共奏温经通脉、活血化瘀之功效。具体拟方如下：

吴茱萸 5g	桂枝 15g	川芎 15g	当归 12g
白芍 15g	阿胶 3g烊化	法半夏 9g	麦冬 15g
党参 20g	生姜 8g	三七粉 5g冲服	鳖甲 20g先煎
车前草 15g	泽泻 12g	炙甘草 6g	

7 剂，日 1 剂，水煎 300mL，分早晚饭后服，并嘱继续服用抗病毒及护肝药物。

二诊：服上方后，患者腹胀及下肢肿胀明显好转，仍时有困倦乏力，手足怕冷，纳寐可，小便多，大便一般。舌暗淡，苔白，脉沉细。予上方基础上去车前草、泽泻、麦冬，加细辛 5g、通草 10g、黄精 20g，14 剂，服法同前。

三诊：患者诉困倦乏力明显好转，手足怕冷稍改善，予上方继续服用。

2. 缺铁性贫血（虚劳）

患者唐某，女，36 岁，因"反复困倦乏力 2 年余"于 2019 年 7 月 5 日就诊。

现病史：患者诉 2 年前连续半月工作至深夜后出现全身软困乏力，劳累后加重，休息后稍缓解，后月经期出血量多、夹血块，伴头晕、视物旋转、心悸，恶寒怕风，手足不温，冬季尤甚，食欲减退，寐差，大便溏烂，日行 1～2 次，小便可。曾在外院就诊，经检查确诊为"缺铁性贫血"，针对病情，医生予口服铁剂等对症治疗（具体不详），但软困乏力仍未见恢复，遂来诊。

既往史：既往体健。否认病毒性肝炎、结核病史。否认手术史及药敏史。

月经史：近期月经量少，血色偏淡，周期正常。末次月经：2019-07-01。

中医四诊：患者精神差，神情紧张焦虑，中度贫血貌，眼结膜苍白，面色苍白，双手掌皮肤色萎黄，四肢末梢肤温偏低。舌淡胖，苔薄白，边有齿痕，左三部脉沉细无力，右关脉沉而细。

辅助检查：

检查项目	检查结果
血液分析	HGB：82g/L、RBC 3.60×10^{12}/L、HCT 23%、MCV 67fl、MCH 20pg、MCHC 280g/L、RDW 0.176
血清铁四项	血清铁（SI）6.95μmol/L、总铁结合力（TIBC）68.21μmol/L、转铁蛋白饱和度（TS）11%、血清铁蛋白（SF）10μg/L
G6PD 酶活性	未见异常

红外热成像图如下（图 4-6-2）：

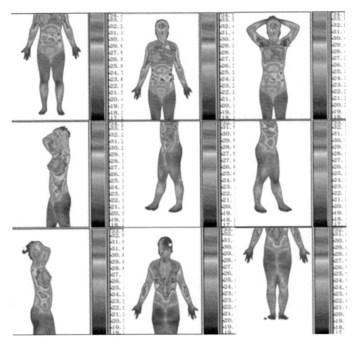

图 4-6-2

中医诊断：虚劳

证候诊断：气血亏虚证

西医诊断：缺铁性贫血

红外热成像检测报告：

①额部生理热区呈热偏离，双侧睡眠线向上延伸，双眼代谢热增强，考虑睡眠欠佳；

②胸骨后见片状热区分布，中焦呈冷偏离，提示脾胃虚寒，胃肠动力欠佳，考虑存在胃－食管反流；

③子宫投影区呈冷偏离，提示宫寒；

④颈肩部、肩背部、腰背部见片状热偏离分布，提示局部肌肉劳损可能；

⑤督脉红外轨迹显示连续性可，中焦、下焦、四肢至腕踝关节以

下均呈冷偏离，提示中焦脾胃阳气亏虚，气血生化乏源，不能濡养四肢肌肉。

红外六经体质辨识：厥阴血虚质

红外中医体质辨识：阳虚质兼夹血虚质

按语：本病当属中医"虚劳"范畴。缘由患者连续熬夜，暗耗肝血，加之平素月经期出血量多，致血虚失于荣养而发为本病。《素问·五脏生成》言："人卧血归于肝。"患者因连续熬夜，耗伤肝血，经络空虚，风寒之邪趁虚而入，故恶风怕冷；肝开窍于目，目受血乃能视，血虚则视物昏花；肝血亏虚，母病及子，则心神失养，故寐差；精血亏虚，不能上荣头目，则头晕；阴阳本互根互用，精血亏虚日久，必损及阳，阳虚不能推动血液运行到四肢末梢，四末失于温养，故四肢厥冷、手足不温；舌淡胖，苔薄白，边有齿痕，左三部脉沉细无力，右关脉沉而细，均为阳虚血虚之象。结合患者红外热成像检查结果，督脉红外轨迹显示连续性可，中焦、下焦、四肢至腕踝关节以下均呈冷偏离，提示先天与后天脾胃阳气俱虚，气血不能外达四末，四末厥冷，呈现一派阳虚血虚之象。综上，本病六经辨病当属"厥阴病"范畴。《伤寒论》厥阴病篇第351条曰："手足厥寒，脉细欲绝者，当归四逆汤主之。"故中医治法当以温经养血通脉，方选当归四逆汤合吴茱萸生姜汤加减。方中当归辛温而润，养血通脉，故为君药；肝脉血虚受寒，故以桂枝、细辛、通草以通阳散寒，与当归、芍药相配还有调和营卫、调和气血的作用；细辛温燥，能祛寒邪，同时又恐其伤血，配大枣以补津液、补脾胃，并防细辛燥而伤血之弊；党参、白术、茯苓、炙甘草健运中焦，黄芪补气健脾，合而为用以调补气血生化之源；吴茱萸温肝暖胃，生姜温胃止呕，辅以阿胶养血补血。全方合用，共奏温经养血通脉之功效。方药如下：

当归 10g	桂枝 15g	白芍 15	细辛 5g
通草 9g	生姜 10g	大枣 50g	吴茱萸 5g
阿胶 6g烊化	党参 20	炒白术 20g	黄芪 40g
茯苓 20g	炙甘草 6g		

7 剂，日 1 剂，水煎 300mL，分早晚饭后服，并嘱加强药膳调理。

二诊：服上方后，上症已明显改善，继予续方 14 剂，服法同前。

三诊：患者诉先已无明显不适，予续方 14 剂。

四诊：复查血常规：HGB：95g/L、RBC 3.84×10^{12}/L、HCT28%，患者要求继续服用中药以巩固疗效。

3. 干燥综合征（燥证）

罗某，女，55 岁，因"双目干涩 5 年余"于 2020 年 4 月 17 就诊。

现病史：患者诉 5 年前无明显诱因出现双目干涩，双眼异物感，伴口干咽干，皮肤容易干裂，时有乏力倦怠，心悸，无胸闷，恶寒怕冷，四肢冰冷，冬季尤甚，纳一般，寐差，梦多，小便调，大便干硬难解，2 日一行。曾在外院诊断为"干燥综合征"，经对症治疗后（具体不详），症状稍有缓解，现为求中西医结合治疗遂来诊。

既往史：既往体健。否认病毒性肝炎、结核等传染病史。否认手术史及药敏史。

月经史：14 岁月经初潮，3 ～ 5 天 /28 ～ 30 天，48 岁绝经，平素月经规律，量偏少，色、质正常，无痛经，白带正常，无异味。

中医四诊：神清，精神尚可，面色晦暗，嘴唇周围皮肤紧缩，舌质淡暗，苔少伴有剥苔，脉微细。

辅助检查：

检查项目	检查结果
抗核抗体谱	抗核糖体 P 蛋白抗体（+）；抗 SSA/Ro60 抗体（+）

红外热成像图如图 4-6-3。

中医诊断：燥证

证候诊断：阳虚血虚证

西医诊断：干燥综合征

红外热成像检测报告：

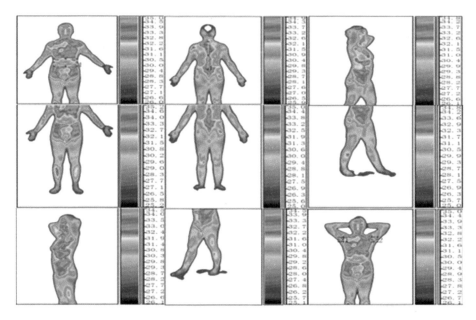

图 4-6-3

①额部生理热区呈热偏离，双侧睡眠线向上延伸，双眼代谢热增强，考虑睡眠欠佳；

②咽部见片状热区分布，提示局部炎症可能；

③双侧乳腺组织呈不对称热态分布，提示局部乳腺组织代谢异常，建议必要时完善相关检查；

④中焦呈冷偏离，提示脾胃虚寒，胃肠动力欠佳；

⑤颈肩部、肩背部见片状热偏离分布，提示局部肌肉劳损可能；腰骶部见片状高温分布，提示局部病变可能；

⑥督脉红外轨迹显示连续性可，双肾区、中焦、四肢自腕踝关节以下均为冷偏离，提示中焦脾胃阳气亏虚，气血生化乏源，不能濡养四肢肌肉。

红外六经体质辨识：厥阴血虚质

红外中医体质辨识：阳虚质兼夹血虚质

按语：《素问·阴阳应象大论》中云"燥胜则干"，本病即属于中医学"燥证"范畴，乃患者素体阴血不足，失于濡养所致。肝藏血而开窍于目，血不养肝，则眼睛干涩、平素月经量少；心主血脉而藏神，心失血养则心悸、寐差、睡眠梦多；阴血亏虚，津液不能上承，则口干咽干；肠道津液亏虚，则大便干硬难解；阴阳互根互用，日久必损及阳气；阳气亏虚，则倦怠乏力、恶寒怕冷，为阴虚血虚之象；阳气不能推动血液运行到四末，则四肢厥冷；舌淡暗，苔少，脉微细，结合患者红外热成像检查结果：双肾区、中焦、四肢自腕踝关节以下均为冷偏离，则是因脾肾阳气亏虚，气血生化乏源，阴血不能濡养四末所致。综上，本病病机为阳虚血虚。中医治以温阳养血、滋阴润燥为法，方选当归四逆汤加减。方中当归甘温，养血和血；桂枝辛温，温经散寒，温通血脉，共为君药，以养血通脉。细辛温经散寒，助桂枝温通血脉；白芍养血和营，助当归补益营血，共为臣药。通草、生姜温通经脉，以畅血行；党参、大枣、甘草益气健脾养血，重用大枣，既合归、芍以补营血，又防桂枝、细辛燥烈大过，伤及阴血；酸枣仁、柏子仁养血安神，兼能润肠通便；密蒙花、谷精珠养肝明目，为治疗眼疾的常用药对；生地黄、麦冬滋阴润燥；炙甘草兼调药性而为使药；众药合用，温阳养血，滋阴润燥。拟方如下：

当归 10g	桂枝 15g	细辛 5g	大枣 30g
生姜 9g	炒白芍 15g	通草 10g	麦冬 15g
生地黄 30g	炙甘草 9g	炒酸枣仁 20g	柏子仁 15g
党参 24g	密蒙花 20g	谷精草 20g	

7剂，日1剂，水煎300mL，分早晚饭后服，并嘱加强药膳调理。

二诊：服上方后，上症已明显改善，继予续方14剂，服法同前。

三诊：患者诉先已无明显不适，续方14剂。

4. 卵巢早衰（闭经）

罗某，女，36岁，因"月经停闭1年余"于2019年11月15日至我院门诊就诊。

现病史：患者因2018年5月因宫外孕经保守治疗流产后出现月经停闭，至今未行，曾在外院查女性激素六项提示 FSH 54.7mIU/mL、LH

20.2mIU/mL，AMH 低于 0.06，诊断为"卵巢早衰"，予口服药物治疗后（具体用药不详），月经仍未来潮。2019 年 5 月，患者欲孕育二胎，遂至某妇幼医院生殖科做试管婴儿，开始口服激素类药物治疗，服药期间，月经间断来潮，但一直未受孕；停药后月经停闭至今，现为求中医药治疗，遂来诊。症见：小腹时有疼痛不适，呈阵发性刺痛，平素容易口干咽燥，易汗出疲劳，背部容易恶寒怕冷，冬季尤甚，手心易烦热，傍晚时明显，纳可，睡眠梦多，大便溏烂，小便调。

既往史：既往有"乳腺增生"病史，平素月经前后时有乳房胀痛；有"子宫肌瘤""慢性胃炎"病史，未予重视；否认其他病史。否认药物及食物过敏史。

中医四诊：神清，精神可，面色晦暗，两颧部布满暗斑，口唇偏暗，舌淡暗，舌边有瘀斑，舌底脉络无曲张，苔白，脉沉而细涩。

辅助检查：

检查项目	检查结果
女性激素六项	FSH 54.7mIU/mL、LH 20.2mIU/mL，AMH 低于 0.06

红外热成像图如图 4-6-4。

中医诊断：闭经

证候诊断：瘀血内阻证

西医诊断：卵巢早衰

红外热成像检测报告：

①额部生理热区呈热偏离，双侧睡眠线向上延伸，双眼代谢热增强，考虑睡眠质量欠佳；

②双侧乳腺组织呈不对称热态分布，提示局部乳腺组织代谢异常，建议必要时完善相关检查；

③剑突下见片状高温分布，提示慢性胃炎可能；中焦呈冷偏离，提示脾胃虚寒，胃肠动力欠佳；子宫投影区呈冷偏离，考虑宫寒；

④颈肩部、肩背部见片状热偏离分布，提示局部肌肉劳损可能；腰骶部见片状高温分布，提示局部病变可能；

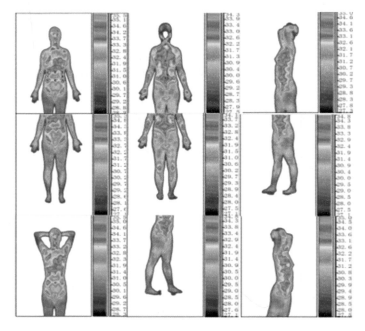

图 4-6-4

⑤督脉红外轨迹显示连续性可，腰背部、下肢热图呈冷偏离（肾阳不足、下元虚寒）；中焦寒偏离（脾阳亏虚）；躯干左右半身呈不对称热态分布（气血瘀滞，阴阳之气不相顺接）。

红外六经体质辨识：厥阴血瘀质

红外中医体质辨识：阳虚质兼夹血瘀质

按语：本病属中医"闭经"范畴，缘由患者素有癥瘕积聚，瘀血内结、气血阻滞于内而发，然中医以阴阳为本，辨证当首辨阴阳，瘀血、痰湿为阴阳失衡之后所呈现的病理产物的堆积，阳气亏虚，无力推动血液运行，则瘀血阻结。肾为元阴元阳之所藏，肾阳不足，故而下焦虚寒，血遇寒则凝结，瘀血阻滞下焦，则小腹刺痛；肾阳亏虚，火不暖土，脾主运化失司，故而大便溏烂；阳虚不能温煦固摄，故恶寒怕冷、汗出疲劳等；瘀血内阻，新血化生不足，津液不能上承而濡润，故口干咽燥；瘀血停于阴分，日久化热，故而傍晚发热、手心烦热；舌淡暗，舌边有瘀斑，舌底脉络无曲张，苔白，脉沉而细涩，为阳虚血虚之象。结合患者红外热成像检测结果：腰背部、下肢热图呈冷偏离（肾阳不足、下元虚寒）；中焦寒偏离（脾阳亏虚）；躯干左右半身呈不对称热态分布（气血瘀滞，阴阳之气不相顺接），呈现的均是阳气亏虚、瘀血阻结之象。

《金匮要略·妇人杂病脉证并治》中记载："妇人年五十所，病下利数十日不止，暮即发热，少腹里急，腹满，手掌烦热，唇口干燥，何也？师曰：此病属带下。何以故？曾经半产，瘀血在少腹不去。何以知之？其证唇口干燥，故知之。当以温经汤主之……亦主妇人少腹寒，久不受胎，兼取崩中去血，或月水来过多，及至期不来。"故本病治法以温经散寒、祛瘀养血，方选温经汤加减。方中吴茱萸、桂枝温经散寒，通利血脉，其中吴茱萸功擅散寒止痛，桂枝长于温通血脉，共为君药。当归、川芎活血祛瘀，养血调经；牡丹皮既助诸药活血散瘀，又能清血分虚热，共为臣药。阿胶甘平，养血止血，滋阴润燥；白芍酸苦微寒，养血敛阴，柔肝止痛；麦冬甘苦微寒，养阴清热。三药合用，养血调肝，滋阴润燥，且清虚热，并制吴茱萸、桂枝之温燥。党参、炙甘草益气健脾，以资生化之源，阳生阴长，气旺血充；半夏、生姜辛开散结，通降胃气，以助祛瘀调经；其中生姜又温胃气以助生化，且助吴茱萸、桂枝以温经散寒，以上均为佐药。徐长卿、刘寄奴活血化瘀，红花、茜草、益母草活血调经，炙甘草尚能调和诸药，兼为使药。诸药合用，共奏温经散寒、养血祛瘀之功，方药如下：

吴茱萸 5g	桂枝尖 15g	白芍 15g	当归 10g
川芎 15g	法半夏 8g	阿胶 2g^{烊化}	党参 20g
生姜 8g	炙甘草 6g	徐长卿 20g	刘寄奴 20g
红花 15g	茜草 10g	益母草 20g	牡丹皮 15g
麦冬 15g			

14 剂，日 1 剂，水煎 300mL，分早晚饭后服。

二诊：服上方后，患者诉小腹部已无明显疼痛，口干咽燥明显改善，舌淡暗，舌边有瘀斑，舌底脉络无曲张，苔白，脉沉而细涩，继予前方 14 剂，服法同前。

三诊：患者诉现无明显不适症状，但月经仍未行。因长期苦于月经未行，且对中医药治疗期望过高，现已服药 1 个月仍未见效，略显烦躁及焦虑情绪，予加强沟通，嘱坚持服药。舌淡暗，舌边有瘀斑，苔薄白，脉沉细，继予前方 14 剂。

四诊：患者欣喜来告，此次服药第 7 天，小腹微痛似痛经，随后便见经血而至，但量少，色暗，有血块，行经 5 天即止，舌淡暗，舌边有瘀斑，苔薄白，脉沉细，考虑患者经期刚过，治疗以温经散寒、益肝养血为法，予上方减徐长卿、刘寄奴、红花、茜草，加锁阳 15g 加减。

编后语

　　源于家庭的影响，青年时期我便跟随家师周道红教授习医，耳闻目染，对中医产生浓厚的兴趣。进入大学后，有幸跟诊过学校的诸多专家和教授，有感于中医药对于慢病及疑难病证的独特疗效，遂将跟诊时的验方和效方誊写在册，铭记于心。而当自己进入临床以后，早期在遇到某些之前跟诊时也见过的病例时，我沿用了诸师一样的方药，但效果却不尽如人意。我开始思考，同样的症状，同样的辨证，同样的方药，为何效果却截然不同？在这之后我还遇到一种情况，对于同一个病人、同一种病证，不同的中医大夫可能会有不同的中药处方，且都有比较好的疗效。

　　对于前述第一种情况，存在中医药的可重复性问题；第二种情况，则是中医药临床的规范化问题。中医讲究辨证论治，辨证需要医生四诊合参，综合考证，得出结论，这其中受每个医者的经验、学识、技术水平等多种因素的影响，它不像西医，对于一个病种有一个业内都认可的共识意见或指南，中医的思维更加开阔，因此而衍生了诸多流派，各个流派都有自己一套基于中医基础理论所总结和锤炼出来的核心理论体系，依据这套理论可以制定针对多种病证的治法和方药，这便是中医临床中"十人十方"的主要原因之一，而这也间接影响到中医的规范化发展。

　　后来，在一次科研工作的机缘巧合中，为了寻找评价治疗前后患者经络变化的工具，我们通过查阅文献，引入了红外热成像技术。该技术是一种反映人体功能状态的功能性影像学技术，它与中医强调功能的理念不谋而合，由此，我们便开启了红外热成像技术与中医的相关研究。早期通过收集人体的红外热成像数据并建立数据库，与中医临床辨证相结合，从中总结与提炼相应证型的红外热成像特征；尔后，在中医"治未病"理论及"体病一体化"思想指导下，开始着手中医体质的红外热成像研究，以及其应用于慢病及中医健康管理的研究，借助人工智能及"互联网+"技术构建中医体质的红外热成像数据模型，以指导中医临床快速便捷地辨识体质。随着研究的深入，我开始带领团队着手《伤寒杂病论》六经辨证体系的红外热成像研究，并构建六经体质的红外热成像模型，以期指导中医临床经方的规范化应用。

在整个研究过程中，有幸遇见志同道合的北京中医药大学李洪娟教授团队，也得益于她们的指导和启发，使得研究能够顺利进行。同样，我们也接收了很多国内其他一些研究红外热成像与中医的团队前来进修与学习，通过相互交流，汲取各自团队的优秀应用经验，以补己之短。此外，我们还通过我院的"医联体"建设，将红外热成像设备下沉到基层的中医医疗机构，并将我们团队的研究成果及应用经验在基层进行推广与应用，以帮助基层中医医疗机构的中医专科建设与中医优势人才的培养，从而服务基层的群众百姓，这在当地引起很好的反响，受到业界的高度认可及群众的普遍认同。

经过这么多年的坚持和努力，很欣慰的是，我所带领的师承学生、研究生们在我的指导下，都成为中医红外体质研究的爱好者和践行者，并且将我们团队的研究成果应用到中医的临床工作中，这也促进了他们在中医药领域的快速成长与进步。在此基础上，他们不断创新与探索，更深入地去开展红外热成像技术与中医药的研究，以期提供更加完善的中医药应用红外热成像技术的经验与体系。

中医的传承与创新离不开现代技术的融合与渗入，而红外热成像技术与中医的相关研究将助力于中医药的规范化及可视化发展。本书作为系统总结红外热成像技术指导中医体质辨识、六经体质辨证及中医经方应用的参考书，具有一定的创新性，但由于编者水平有限，对于书稿中存在的一些问题，欢迎读者提出宝贵意见，也期盼更多的研究者参与进来，不断完善、充实中医的红外热成像研究，为中医的传承与创新做出不懈努力。

周晓玲

2022 年 7 月